チームを成長させる

会議・カンファレンス

35のスキル

執筆 篠田道子

のスキル

日本看護協会出版会

はじめに

　会議・カンファレンスは毎日どこかで開催されていますが、そのスキルを幅広く論じたものは多くありません。常日頃行われているがゆえに、形骸化や硬直化が進みやすく、いつの間にか活力を失ってしまいがちです。

　また、私たちが受けてきたこれまでの教育を振り返ってみると、会議・カンファレンスのベースとなる議論に関する知識とスキルについて学んでこなかった人も多く、日々手探り状態で進めているというのが現状ではないでしょうか。会議・カンファレンスはチーム内の人間関係の縮図でもあるので、いろいろな立場の職種の集合体である以上、ときには対立や葛藤なども起こります。

　そこで本書では、このような状況を打破してチームを活性化し、全員が成長を実感できる会議・カンファレンスを実現するためのスキルを精選しました。

　活力ある会議・カンファレンスには司会者、参加者（患者・利用者と家族を含む）双方の努力が必要であり、特に参加者のスキルアップが不可欠です。成長するチームとは、カリスマ的なリーダーがぐいぐいと引っ張るものではありません。専門性や多様性を認め、これらを尊重しつつ、民主的な手続きを踏みながら、全員でつくり上げていくものです。つまり全員が成長しながらチームとしての力をつかみ取っていくのです。

　また、会議・カンファレンスは問題解決の場ではあっても、その目標は正解を求めることではありません。患者・利用者や家族の意向を尊重しながら、豊かな解決策を多職種とともに検討する必要があります。医療・福祉サービスの利用者は弱い立場にある方が多いことを理解し、小さな声を丁寧に引き出し、つなぎ、組み合わせ、新たな解決策を創出し、合意形成を試みます。多様性を尊重するがゆえに、意見の対立や軋轢も起こりますが、これらから逃げることなく、プラスの価値へと転化していくプロセスの先には、成長したチームの姿があるはずです。

　本書は、拙著『チームの連携力を高めるカンファレンスの進め方 第2版』（日本看護協会出版会）の内容を大幅に加筆・修正し、35の実践スキルとして整理したものです。Chapter I「基本編」（10項目）、Chapter II「司会者編」（12項目）、Chapter III「参加者編」（8項目）、Chapter IV「記録編」（5項目）で構成されており、読者の立場ごとに、どこから読んでいただいても理解できるよう編集してあります。この2冊を併せて活用することで、より効果的に理解が進むでしょう。

　本書を参考に、民主的なカンファレンスの運営によってチームが成長することを願っています。

2023年7月

篠田 道子

目次

Chapter II── 司会者編

Chapter III── 参加者編

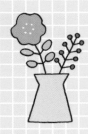

Chapter IV──記録編

Column

Chapter I
基本編

01

安心して発言できる場づくり

安全文化の醸成とカンファレンス

　カンファレンスは多職種による発言で成り立っています。誰もが自由闊達で豊かな議論の展開を期待しています。ただし、医療・福祉の現場では、**強い影響力を与えている人の存在や職種間のヒエラルキーなど、組織やチームに根付いている行動規範や組織文化があります**。これらを意識しないで発言せよというのはあまり現実的ではありません。現場という「修羅場」でトレーニングをするよりは、まずは研修など「安心して発言できる場」で発言を積み重ねることをおすすめします。発言することにブレーキがかかるようでは豊かな議論が展開できません。

　安心して発言できる場づくりは、「安全文化®の醸成」につながります。安全文化とは**「良好なコミュニケーションを基盤に、報告や指摘、フィードバックを通じてお互いに成長できる組織風土」**のことです。安全文化の醸成は、組織・チーム全体で取り組まないと効果が発揮されにくいことから、多職種が参加するカンファレンスを通して組織文化の醸成を目指します。

場づくりの工夫

　本人や家族が参加するカンファレンスであれば、そこは当事者の人生（生活）の意思決定の場です。**意思決定支援**の前提条件として**「安心して話し合う環境づくり」**を大切にしていますが、医療機関で行うカンファレンスは、多くが会議室やカンファレンスルームなど、本人や家族にとって馴染みのない無機質な空間で行われるため、できるだけ安心できる場づくりを心がけたいものです。たとえば、**机と椅子の配置はお互いの顔が見える凹スタイルとし、席順はヒエラ**

●**安全文化**
ヒューマンエラーの研究者で『組織事故──起こるべくして起こる事故からの脱』（塩見　弘他訳，日科技連出版社，1999年）の著者 J.T.Reason は、安全文化の構成要素として、①報告する文化、②公正な文化、③柔軟な文化、④学習する文化の4点を挙げている。

ルキーなど序列を意識させないように工夫します。また、26ページで紹介している「アイスブレイク」を冒頭で取り入れるのもおすすめです。文字どおり「氷のように固まった人の心や気持ち」を溶かし、雰囲気を和ませるようにします。

　時間が許せば、自己紹介では所属や氏名を述べるだけでなく、**参加者が知る「本人のエピソード」**を盛り込んでもらいます。病院や在宅生活の中で本人を知っていても、生活のすべてを理解しているわけではありません。人は向き合う相手によってさまざまな顔を持っているものです。エピソードといっても難しく考える必要はありません。たとえば「病棟看護師のSです。Fさんの日課は病院の中庭を散歩し、院内カフェでコーヒーを飲むことです。入院前は毎日自宅でコーヒーを飲まれていましたが、入院生活を通して散歩＋カフェでコーヒーを飲むという新たな生活の楽しみが発見できたそうです」というように日々の看護で得た情報でもよいです。

　このような**顔が見える小さな積み重ね**が、本人と家族だけでなく、多職種・多機関との垣根を越えた連携にもつながると思います。

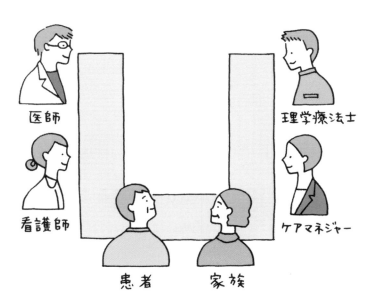

医師　　看護師　　患者　　家族　　理学療法士　　ケアマネジャー

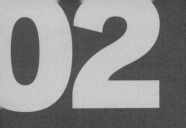

02 相乗効果で専門職の引き出しを開ける

相乗効果を起こす

　カンファレンスは**相乗効果（グループダイナミクス）**を活用して活発に意見交換をする場です。相乗効果とは、二つ以上の意見が同時に働いて、個々の意見がもたらす以上の結果が生じることです。相乗効果が起こると、新たな知見や提案が浮かび上がるなど、一人で思いついたときよりもその意味合いや喜びが大きくなり、チームとしての成長が実感できます。

　相乗効果を起こすために必要な人数は6～8人で、多様な視点を持つ人の集合体が望ましいと言われています。一般的に、同質の人が集まると意思決定は早くなるものの、創造的なアイディアは出にくくなります。課題が明らかで、すぐに解決しなければならないときに有効です。逆に多様な人が集まると、合意形成に時間を要するものの、新しい解決策やアイディアが浮かんできます。ただし、新しい解決方法はすぐに生み出されるものではありません。メンバー間の意見の対立（コンフリクト）が生じてしまい、合意形成に時間と手間がかかったりします。対立は解消しなければなりませんが、**職種間の価値判断の違いまでは、解消する必要はありません。**むしろ、これらがあることで、豊かな議論が出来ると思います。

引き出しを開けることで自己更新

　専門職には経験に裏打ちされた豊かな知識・スキル、いわゆる「自説」「暗黙知」®が引き出しにストックされています。引き出しは機会がないと開けないものです。これを**カンファレンスという場で、他者に発言を投げかけることにより「言語化」**します。しかし、発言を他者に投げかけると、いろいろな反応が返ってきます。たくさんの反

● **暗黙知**
経験や勘、コツ、直観などに基づく、言語化できない／しにくい知識。「ノウハウ」とも言う。

応を通して自説を相対化し、視点が広がったり、深まったりします。つまり**自説が更新され**ていきます。これは個々人だけでなく、同時にチーム全体にも起こっているもので、そうした更新を通して**チームが成長**していくことにつながります。

多様性があると意見がまとまりにくい？

　多様な意見があるのは好ましいことですが、一方で、意見がまとまりにくいのではないかと心配する人も少なくありません。たくさん意見が出て散らばった状態を論点整理することで、まとまりのある文章の塊ができます。**論点の整理方法**については、「15 論点整理から方向づけ、収束させる～合意形成」(p.36) を参考にしてください。

カンファレンスとタイムマネジメント

　メリハリのあるカンファレンスを運営するためには、時間管理が大切になってきます。

　山本[1]は、**会議や打ち合わせの設定を1時間から30分に変える**だけで、年間の6分の1の労働時間（およそ2か月）を別の仕事に充てられる可能性が出てくると試算しました。確かに、長いカンファレンスは時間の無駄ばかりでなく、心理的な負担にもなります。

　30分という短い時間で果たして相乗効果が起こるのか？ という疑問が浮かんできます。この点について山本氏は、「一定のルールに沿って時短会議のサイクルを回す」こと提案しています。具体的には、①何を話し合うのか「議題（アジェンダ）」を周知する、②会議中は必要に応じてホワイトボードを活用して議事録化する、③会議の最後に次の議題を明確にすることです。

　医療・福祉現場で開催されているカンファレンスにそのままの形で導入することは限界がありますが、慢性的な人手不足や業務多忙の課題を抱えている現場への、**働き方改革のヒント**にもなると思います。

▶ 引用・参考文献
1) 山本大平：トヨタの会議は30分, すばる舎, p34-40, 2021.

03 カンファレンスを中立に運営する

参加者の発言に優劣をつけない

　何をもって中立と判断するのか、基準を設けることは難しいですが、**発言が少ないため話の偏りが生じたり、正解ばかり求めて白黒をはっきりさせるような運営は避けたい**ものです。

　カンファレンスは**ディベート**ではありません。ディベートとは、あるテーマの是非について、一定のルールのもとに賛成・反対の立場に分かれて議論を繰り返し、勝者と敗者を決めるものです。**カンファレンスの目的は、正しさを競うための論破ではありません。**それぞれの職種が多職種から学び、豊かな議論を展開する場です。

　そうはいっても本人の解決策を議論していると、良い案か否かを決めたくなります。司会者が「○○は重要な意見です」「△△は良い意見です」など**参加者の発言に優劣をつけると**、参加者は「良い意見を言わなくてはならない」「この流れに相応しい意見を言い続けなくてはならない」と思ってしまい、**発言にブレーキがかかってしまいます。**司会者が発言をどのように扱うかによってチームの雰囲気は変わります。

　司会者は発言に優劣をつけることなく、**「要約」や「言い換え」を繰り返し、話と話をつなげる**ことに注力します。参加者は話の流れを確認しつつも、この流れとは**異なる意見がある場合は勇気を出して発言**してください。流れを変えたことで予想しなかったアイデイアが浮かんでくる場合もあります。

　カンファレンスを中立的に運営するのは司会者の役割ですが、適切に運営されているか否かを**チェックするのは参加者の役割**です。中立性を損なっていると感じた場合は、参加者から声をあげましょう。安全な場であっても、ある程度緊張感を持って臨みたいものです。

● ディベート
あるテーマについて参加者が肯定側と否定側に分かれ、一定のルールの下で議論するゲーム。それぞれ割り当てられた立場の正当性をアピールし、審判が両者の意見を聞いたうえで勝敗をジャッジする。勝ち負けの基準は、どちらが審判を「説得」できたかである。

発言が偏った場合

参加者全員にまんべんなく発言してもらいたいのですが、**特定の人ばかり発言したり、一つの意見に偏ってしまう**と、多様な意見が出しにくい雰囲気になり、カンファレンス全体に**閉塞感**が漂ってしまいます。

参加者から流れを変えるような発言を期待したいところですが、待っているだけでは時間が過ぎるばかりです。このような場合は、**司会者が軌道修正**することをおすすめします。たとえば「今、特定の意見に偏っているようです。**他の意見も是非聞きたいです**」と発言し、それでも反応がない場合は、**司会者自らが異なる意見を言う**など軌道修正を試みます。

一対一の対立構造にならない

カンファレンスでは一対一の構造になることを避けます。自由闊達に多様な意見が出ている場合、しばしば意見の対立（コンフリクト）が起こる場合があります。**対立の解消方法**については、〈司会者編〉「19 意見の対立〜コンフリクトマネジメントのスキル」(p.46) で詳しく述べています。

対立はうまく舵取りしないと消耗戦になります。特に、**一対一の対立構造**（司会者対参加者、参加者同士）が続くと、**他の参加者は蚊帳の外**状態になってしまいます。

もし万が一、一対一の対立構造に陥った場合は、長引かせないために**話題を変えてみます**。たとえば「みなさん仲間外れになっていますね。このまま続けるとお互いに消耗するので、話題を変えましょう」と、司会者が一歩引いてもよいでしょう。いずれにしても、司会者には快適なカンファレンスの場づくりを行う責任があります。

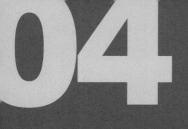

04 本人や家族が参加するカンファレンスでの配慮

専門用語は思考を停止させる

　本人や家族など専門職以外の人が参加するカンファレンスが増えています。人生（生活）の主役は本人自身であり、**当事者目線で意思決定をする**うえでは望ましい傾向です。

　ただし、本人や家族には**専門用語の理解や情報量の格差**という壁があります。専門用語などわからない言葉が入ってしまうと、そこで理解がストップしてしまい、思考停止の状態に陥ってしまいます。このような事態をさけるためには、次のような配慮が必要です。

1）平易な言葉を使う、言い換えをする

　「今、難しい言葉がありました。平たく言うとどのようなことでしょうか。わかりやすく説明してください」などと発言者に促しましょう。

2）どうしても専門用語を使う場合は注釈を入れる

　「平たく言うことが難しいので、理解を助けるための補足説明をします」と言い、場合によっては図などを用いて説明します。

3）常に話の全体像を示しながら、今何を話しているのか理解してもらう

4）節目節目におさらいと小括、不明点の確認、フィードバックをこまめにする

5）本人・家族の発する言葉の背景には、語れない多くの思いがあることに思いをはせる

　多くの場合、専門職は知識・情報において本人・家族と大きな差があります。

データ重視で進めない

　専門職が参加するカンファレンスでは、データやエビデンスが重視される傾向があります。これらは重要ですが、本人・家族らには負担になる場合もあります。データどおりに人生や生活を回そうとしたり、エビデンスに基づいた標準的なサービスを計画どおりに進めようとすることが、**本人・家族を追い詰めてしまう**のです。専門職の価値判断と本人・家族の価値判断は一致しないこともありますが、**人生（生活）の主役は当事者本人にある**ことを改めて認識したいものです。

いきなり大きな意思決定を迫らない

　大きな意思決定を迫ることは誰でもストレスフルな出来事です。カンファレンスは**結果ではなく、話し合いのプロセスを大切にしたい**ものです。つまり「どのような決定がされたのか」より「どのように決定したのか」に焦点を当てます。

　普段は意識していませんが、私たちの生活は小さな意思決定を繰り返し行っています。**小さな意思決定を重ねたうえで、大きな意思決定を**しています。その結果が思い描いたものでない、あるいは後悔が残っても、その後も小さな意思決定を繰り返していきます。

　カンファレンスは本人や家族の「人生（生活）における意思決定の場」です。一回のカンファレンスで大きな意思決定を迫るのではなく、小さな意思決定を積み重ねたいものです。たとえばインフォームドコンセントや入院時カンファレンス、あるいは日常会話など、場面場面で散らばっている小さな意思決定をパズルのピースのように集めます。これは**物語りを一緒につくることであり、ナラティブアプローチとも言います**。チーム全体で「物語形成能力」が磨かれると、本人の意思に近づくのではと思います。

本人や家族と専門職の価値判断が異なる場合

主観的な価値判断と客観的な価値判断の間で揺れるジレンマ

本人や家族の主観的な価値判断と、専門職側からみた客観的な価値判断が異なることは日常よく見られます。本書では、**人生（生活）の主役は本人にある**ことを強調しています。でもそれを頭では理解できても、データやエビデンスを優先してしまうため、ジレンマを抱えてしまいます。

医学的な判断を尊重することは言うまでもありませんが、これを強調しすぎること、つまり**専門職の客観的な価値判断を優先させる**ことは、「私たちはこれがご本人のための最善の利益であることを知っている」という考え方、すなわち「**干渉行為**[1]」であると指摘されています。このような考え方の底辺には、**本人を弱者とみなしたり、保護されるべき存在という**"上から目線"的な考えがあるのではと思います。

本人を意思決定の中心に置くことは、専門職側が客観的に見て合理的か否かで判断するのではなく、たとえ不合理と感じても、**本人の主観的価値判断に基づいた決定**を支えることになります。

イギリス意思決定能力法が提唱する「本人を決定の中心に置く」とは

わが国が公表している複数の意思決定支援のガイドライン●は、2005年に制定された「**イギリス意思決定能力法：MCA2005**」に準拠しています。イギリス意思決定能力法では「すべての人には意思決定能力がある」を前提とする「**意思決定能力の推定の原則**」をもとに、判断能力が不十分な状態であったとしても、支援などを受け

●**意思決定支援のガイドライン**
代表的なものとして、「障害福祉サービス等の提供に係る意思決定支援ガイドライン」(2017)、「認知症の人の日常生活・社会生活における意思決定支援ガイドライン」(2018)、「人生の最終段階における医療・ケアの決定プロセスに関するガイドライン」(2018)がある。

たうえで自己決定できる制度設計になっています。この法律には、次の5原則があります。①意思決定能力存在の推定の原則、②自己決定支援の原則、③不合理な決定が意思決定不在と判断されない原則、④ベスト・インタレスト（本人の最善の利益を判断するあるいは推定する）の原則、⑤必要最小限の介入の原則です。

　この5点は、カンファレンスの参加者全員に求められる視点であると思います。特に、④ベスト・インタレスト（本人の最善の利益を判断する）は、本人を決定の中心に置くうえで重要です。たとえ本人の意思決定能力が低下していても、多職種がその人の意思を汲み取り、**複眼的に本人の意思を「推定」する**ことが可能になるからです。

　このように、「本人を決定の中心に置く」ことは「地域包括ケア研究会報告書」（2016）の植木鉢図（p.33「Column」参照）でも強調されています。

皆が納得する答えをつくり出す 「合意形成」に向けて

　カンファレンスで重要なことは、結局のところ皆が納得できる答えをつくり出す「**合意形成**」に尽きると思います。本人の人生（生活）を方向づけたり、問題解決を試みることは極めて人間的なプロセスであり、価値判断や信念が最後の決め手になることもめずらしくありません。これを土台にして、カンファレンスの参加者が納得する案が合意と言えると思います。**人生や生活に「正解」はありません。何が正しいのかを追究するばかりでは、チーム全体が消耗してしまいます。**

　また、チームでその決定を支えるメリットとして、**自分だけ・家族だけで決めたという心理的負担を軽減**したり、偏った見方ではなくチームの意見を経てまとめたという満足感が得られます。

▶ 引用・参考文献

1) 水島俊彦：障害者権利条約12条の趣旨に照らした意思決定支援制度の構築，発達障害研究，40 (2), p127, 2018.

06 チームを成長させる司会者・参加者の役割

司会者の役割はファシリテーター

司会者のことを「議論を仕切る人、話し合いをまとめる人」と思っている人が多いですが、そうではありません。**本当の役割は「豊かなディスカッションの舵取りをする」**ことです。このような舵取りは組織やチームの運営とも重なります。

ファシリテーション (facilitation) の意味は、「物事を円滑に進めること」です。堀[1]によれば、ファシリテーションとは、「集団による知的相互作用を促進する働きである」としています。組織のパワーを引き出し、すぐれた問題解決に導く技術がファシリテーションで、①**成果に至る時間を短縮する、②チームの相乗効果を生む、③メンバーの自律性を育む**、といった効果が得られると指摘しています。

また、フラン・リース[2]は、明確な目標と課題を定めて業務にあたり、部下や同僚の話をじっくりと聴き、集団作業への参加を促し、支援をとりつけ、共同で業務を遂行し、人びとの創造性と相乗作用を活用し、協力し合う人間関係をつくりだしていくこと、としています。さらに、ファシリテーターというリーダーシップは、「**中立的な立場で、チームのプロセスを管理し、チームワークを引き出し、そのチームの成果が最大となるように支援すること**」としています。

以上のことから、本書では、ファシリテーションを使ってチームマネジメントを行う人をファシリテーターとします。ファシリテーターは単なる司会者でも進行役でもなく、「**組織・チームの縦横と連携し、メンバー間の相乗効果を発揮しながら、チームを管理・維持し、目標達成という成果を導き出す人**」と定義します。

また、ファシリテーションを進めるスキルがファシリテーションスキルになります。Chapter IIの司会者編では、「13 要約・言い換

えのスキル」(p.30)、「14 発言と発言をつなげるスキル」(p.34) などファシリテーションスキルを紹介しています。

参加者の役割はたくさん発言し相乗効果を起こすこと

　カンファレンスの運営を司会者に委ねるだけでは上手くいきません。**参加者間の相乗効果を発揮する**ことで、豊かなディスカッションが展開されます。参加者はカンファレンスの目的を達成するために、勇気を持って発言し、ときには**対立を恐れることなく、異なる発言をする**など議論を深める役割が期待されます。

　参加者間の相乗効果を起こす際に参考になるのが、**ブレインストーミング (brainstorming)** です (p.28参照)。相乗効果を発揮するためには、「質より量」の実践が鍵になるため、多様な意見をたくさん出すことにより、新たなアイディアを創出します。

　とはいえ、参加者の中には「良い意見（正解）を言わなくては」などのように、「量より質だ」と考えている人も少なくありません。ですが**「量より質」が先行するとブレーキがかかり発言を控える**ことにつながります。

　また、日本人は集団の和を重んじるという文化があり、自己主張をあまりしないことを美徳とする傾向があります。ましてや、他者の発言に異を唱えることは相当ハードルが高いです。しかし、議論の中で展開される**意見の相違は、知的活動をさらに深化させ、相乗効果を起こし、新しいアイディアを獲得するチャンス**でもあります。

▶ 引用・参考文献

1) 堀公俊：ファシリテーション入門，日経文庫，p21，2004.
2) フラン・リース（黒田由貴子訳）：ファシリテーション型リーダーの時代，プレジデント社，p2，2002.

基本編

チームを成長させる
勇気・礼節・寛容

カンファレンスにおける司会者の役割は「ファシリテーター」、参加者はメンバーシップを発揮させるために「たくさん発言し相乗効果を起こすこと」を紹介しました。今回は、司会者・参加者に重視して欲しい徳である「**勇気・礼節・寛容**」に着目します。この３つの徳は、高木ら[1]がケースメソッド教育（ケース教材を用い討論して学ぶ教育方法）で大切にしているコンセプトです。これらは発言で成り立つカンファレンスと共通しています。ここでは、「たくさん発言し相乗効果を起こすこと」を後押しする「**発言する『勇気』**」を強調します。

発言する勇気、対立を恐れずに正面から向き合う勇気

カンファレンスや会議では活発な意見交換を期待しますが、なぜか発言が出ないことがあります。自分の考えに自信がなかったり、否定されることを心配していたり、言いにくい雰囲気であるなど理由はさまざまです。**発言が少ないと相乗効果が起こりにくいため、**豊かな提案は期待できません。一方でいろいろな人の意見を聞きたい、自分の意見を聞いてほしいというポジティブな考えを持っている人もいます。

カンファレンスで他者とつながるための第一歩は、まずは**自分の発言を他者に投げかける勇気**です。投げかけることによって、さまざまな反応や回答が返ってくるので、**自分の意見を相対化する**ことができます。自分の発言を他者に投げかけることができたら、今度は対立を恐れずに正面から向き合う勇気を持ってください。

向き合い方は２通りあります。①**自分の判断や分析とは異なっていても、思い切って自分の考え**（反論や異なる知見）**を述べてみること、**②**逆に自分の意見が他者から反論されること**です。反論したり、反

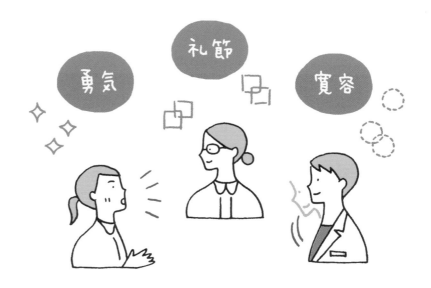

論されたりするのは、かなりストレスフルな出来事です。実践現場では、対立や反論はネガティブなものという位置づけであり、避けられるのであれば避けて、穏やかな話し合いを望む傾向があります。

　しかし、議論の中で展開されるぶつかり合いは、知的活動をさらに深化させ、新しい知見を獲得するチャンスでもあります。**反論されると、自説を正しく理解してもらおうとさらなる解説を加えることができたり、不足している点に気付いたりできます。**また、異なる意見を述べる場合は、**他者の分析の視点を多面的に考え、自説と異なる点を整理するなど論点や考察を深めること**ができます。真剣にディスカッションに参加すればするほど、反論や異なる意見は多く出るものです。このような対立をネガティブな状況と考えずに正面から向き合い、上手く活用できるとより豊かな議論に発展すると思います。

　カンファレンスでは**「正しさ」を追究する**ことよりも、**「豊かな討論をする」**ことに価値を置いています。これは本人の支援方法を考えることと重なります。何が本人にとってベストな方法かを決定する権利は、医療・福祉職にはありません。正しさや最適な案よりは**豊**

かな選択肢を提示し、**全力で自己決定を支える**ことが求められていると思います。

礼節とは「敬意を持つこと」

礼節とは、一般的には社会の秩序を維持するために人が守るべき行動や作法のことです。表面的な作法にとどまらず、心から相手に対して敬意や慎みの心を持って接することです。カンファレンスに参加している**すべての人に敬意を払い、発言には優劣をつけることなく、すべて平等に取り扱います**。

礼節は参加者から見て、発言しても安全だという雰囲気づくりの前提になります。これにより「発言して良かった」というポジティブな気持ちになり、結果的に発言量も増えていきます。

寛容とは「すべて受け入れる温かい雰囲気を醸し出すこと」

寛容とは異なる意見や価値判断を受け入れる「度量」のことです。自分とは異なる意見や考え方を受け入れることは仲間と信頼関係を築く第一歩でもあります。その際、**うなずいたり、相槌を打つなど「承認」のメッセージ**を送りましょう。

安心して発言できる温かい雰囲気づくりは、どちらかというと運営を担う司会者が行ったほうがいいのですが、参加者の協力がなければ実現しません。司会者は発言に優劣をつけたり（「とても良い意見ですね」と言うなど）、何らかの価値判断をするようなことは控え、「発言しても安全だ」という雰囲気を参加者とともに早めにつくる努力をします。

▶ 引用・参考文献

1) 竹内伸一（高木晴夫監修）：ケースメソッド教授法入門―理論・技法・演習・ココロ，慶應義塾大学出版会，p39-40，2010.

Column

ケースメソッド教育が重視するコンセプト
「勇気」「礼節」「寛容」

　高木ら[1]によれば、ケースメソッド教育とは「訓練主題の含まれるケース教材を用いてディスカッションを行う体系的な教育行動」と定義されており、経営学だけでなく、教育学・公衆衛生学・社会福祉学などさまざまな分野に導入されています。

　授業の形態は、実践事例をもとにした教育課題が盛り込まれたケース教材を用いて、多様な背景を持つ職種が参加し議論するもので、外観上の特徴として次の4点が挙げられます。①ケース教材を用いる、②ディスカッションを中心に展開する、③協働的な態度を貫く、④ディスカッションリーダー（ファシリテーター）を配置する、です。

　ケースメソッド教育とカンファレンスの運営は、ともに目的に向かって多職種が力を出し合いながら議論し、豊かな解決策を検討するという共通項があります。そして双方ともに参加者が重視すべき「徳」として、「勇気」「礼節」「寛容」の3つに着目してきました。

▶ 引用文献

1) 竹内伸一（高木晴夫監修）: ケースメソッド教授法入門－理論・技法・演習・ココロ. 慶應義塾大学出版会. p.39, 2010.

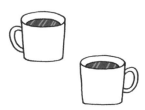

08 チームを成長させる コンフリクトマネジメント

コンフリクトとは

　教育背景や価値基準が異なる専門職が集まるカンファレンスでは、**コンフリクト**（conflict：衝突・対立・葛藤）はしばしば起こります。コンフリクトは悪いことではなく、自然な現象です。適度なコンフリクトはチームメンバーに適度な緊張を与え、深い議論に導く可能性をもっています。

　コンフリクトが発生したら、**意見が一致している部分と不一致の部分を明確に**します。その際、否定的な態度をとるのは避けなければなりません。たとえばビジネスの場面なら、会議や交渉で反対意見が出そうなときに、**あらかじめ話し合いをして賛成してもらえるように説得する**、といったことが「根回し」になります。

コンフリクトのポジティブな視点を活用する

　説得するときに相手が何を望んでいるのかを知る。そこがきちんと理解できていなければ、絶対に説得はできません。**まずは相手の側に立つ**というか、**相手が何を望んでいるのか**を理解し、可能な限り叶えたいと思うようにしたいものです。また、意見が対立していると違いばかりが強調されるため、共通点にも着目します。これにより協働的な気持ちが芽生えます。

コンフリクトマネジメントは3段階

　具体的な解消方法は、〈司会者編〉「19 意見の対立～コンフリクトマネジメントのスキル」（p.46）で紹介しています。

memo

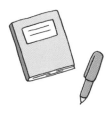

09

チームを成長させる「交渉」のスキル

交渉はネガティブなスキルではない

交渉は、英語で**ネゴシエーション（negotiation）**と訳されます。一般的に「取り引き」「駆け引き」など経済分野で使われる用語のため、ネガティブなイメージがあり、医療・福祉分野では馴染みの少ない言葉です。しかし、佐久間[1]は「交渉とは、人と人との利害の対立する関係の中から、『対話により』ある成果を生み出すプロセス（過程）の全体」と説明しています。つまり対話によって、「**関係者が満足する成果を生み出す**」あるいは「**互いにある合意点に到達すること**」を意味します。

交渉の方法はいくつかありますが、ここでは「**ゼロ・サム交渉**」と「**Win-Win交渉**」について紹介します。「ゼロ・サム交渉」とは、限られたパイの中で取り分を獲得することで、一方が得をすれば、もう一方は損をします。双方でパイの奪い合いになるため、パイ自体の大きさは変わりません。両者のうちどちらかが得をするため、ビジネスでもあまり使われません。

一方で、「Win-Win交渉」は**問題解決交渉**と同じ意味です。**当事者同士が互いに交渉要件を理解したうえで、双方の利益となる解決策を協力しながら見出すプロセス**であり、いわば話し合う努力のプロセスです。そこではパイの奪い合いはなく、むしろパイが大きくなると言われています。カンファレンスにおけるWin-Win交渉では、**①双方の交渉要件（主張）を理解する、②どのような意見も否定しない、③ダメ出しをしない**、ことがスタートになります。これはチームを成長させる3つの徳「勇気」「礼節」「寛容」（p.14）とも重なります。

Win-Win交渉の第一歩は上手な聞き手になること

それでは、カンファレンスにおけるWin-Win交渉の進め方について考えてみます。司会者は裁判官のように白黒をつけるのではなく、**両者が合意に至るプロセスを舵取りする役割**になります。

まず、**双方の「主張」を確認**します。主張がわかりにくい場合は相手の主張を支えている**「根拠(理由)」を理解**します。ともすると主張ばかりにとらわれて、根拠(理由)への関心が弱くなりがちです。

上手な交渉には丁寧なコミュニケーションが必要であり、特に弱い立場にある本人や家族に「主張せよ」というのは酷です。上手く言葉にできない、主張として自覚ができていない人から、**「隠れた主張」「弱い主張」**を引き出すためには、相手の話をよく聞きます。〈司会者編〉「13 要約・言い換えのスキル」(p.30)で紹介しているように、**「……今のご意見は、○○ということですね」**など、発言の要約や言い換えを通して主張が正しく伝わるようサポートしましょう。そうすることで本人が自身の主張に気づくことがあり、隠れた/弱い主張を丁寧に聞くことが本音を察することにつながります。

また、相手の主張が唐突に思えても「それは難しいです。飛躍しています」などと否定するのではなく、**「そのような案もありますが、それには不安を感じるという意見もありました。代わりにこのような案はいかがでしょうか」**というように、まず一旦「その主張を受け入れましたよ」というメッセージを出したうえで、**代替案を提示**します。このやり取りを続けるうちに、双方が合意できるような案や条件を見つけることができます。佐久間[2]は、ゼロ・サム交渉は代替案をいくつか交換することにより、win-win交渉の問題解決型交渉に変えることができると指摘しています。

ただし、交渉は一筋縄ではいかないことが多くあります。すべてを一気に解決しようとするのではなく、可能なところから解決策に結び付けるなど、段階的に進めることも現実的な方法です。

▶ 引用・参考文献

1) 佐久間賢：交渉力入門 第4版, 日本経済新聞出版社, p13, 2011.
2) 前掲1), p45.

10

根回しの「光と影」

根回しとは

　根回しとは「ものごとを円滑に進めるために、**事前に説明して同意を得ること**」で、意見が一致するようコンセンサスを得る意味になります。カンファレンスにおいては、提案するテーマ・議題が円滑に進むように、個別に説明して同意してもらう作業になります。ビジネスでは重要な交渉や議題を通す場合などに用いられ、組織の意思決定が早まるなどメリットもあります。

　一方で、根回しは「**自分の意見を通すための裏工作**」「**こっそりと秘密裏に行うもの**」という**ネガティブなイメージ**を持っている人もいます。特に医療・福祉従事者は専門性が高く、自身の意見と異なる場合は、専門性の観点から簡単に同意を取り付けることは難しいと思われます。以下に、カンファレンスにおける根回しのメリット（光）とデメリット（影）を整理しました。

根回しのメリット

　根回しが功を奏する場面は、**大きな問題や混乱が起こりそうな場合**です。そんなときに周囲にその旨を伝えて根回しの準備をしてもらいます。言われた側は混乱する理由などを事前に把握できるため、**心の準備ができるうえに「頼られている」という気持ち**になり、何らかの**サポートが期待できる**ようになります。

　つまり根回しでは、**予想される混乱を最小限にすること**が重要であり、必ずしも意見を一致させることが目的ではありません。また、予め考えを聞くことで**チームの傾向を知る**ことができたり、経験豊富な人からは**解決策のヒントを聞き出せる**という利点もあります。

根回しのデメリット

　一方で、根回しには「影」の部分もあります。

　仮にカンファレンスのたびに根回しをするようになると、それが当たり前になり、**本番のカンファレンスが形骸化する**恐れがあります。このような習慣を放置していると、組織やチームのさまざまな場所で**「根回し文化」が発生し、既得権のようなものが生まれる**ことにもつながり、たとえば「私を通してから話を進めてください」「○○について聞いていません。今すぐに意見を求められても即答できません」など、**意思決定のスピードが鈍化し、オープンな情報の流れが阻害**されて、コミュニケーションの目詰まりが起こります。

　このような状態を続けると、**カンファレンスに対する非公式なルール**がつくられてしまう可能性があります。人によってカンファレンスの進め方がそれぞれ異なると、一つの組織・チームの中にさまざまな方法が存在して**合意形成に時間がかかるようになる**ため、非効率的です。

　また、根回しによって専門職チームが一致団結しすぎると、本人や家族にとって「岩盤」のような存在になりかねません。**大人数対少人数という数の力に頼ることにもつながる**ため、根回しは慎重にしたいものです。

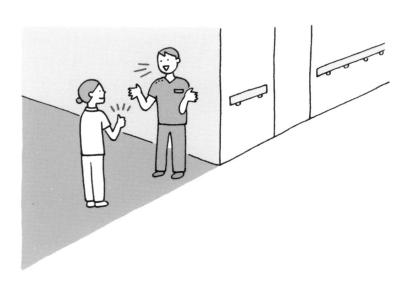

Chapter II
司会者編

展開のイメージづくり
〜フレーミングのスキル

フレーミングの効果

　カンファレンスや会議の**展開を予め決めておくこと、イメージを
つくること**を「**フレーミング**」（枠組みづくり）といいます。具体的に
は、①**話し合いの目的・目標**、②**展開パターン**（議論の引き上げ方）、
③**時間配分**を事前に取り決めておくものです。

　参加者にフレーミングの概要を紹介しておくと、カンファレンス
の展開がイメージできるため協力が得られやすくなります。たとえ
ば、①**何を話すのか**（目的・目標）の確認、②**自分はどのような立場
で、何を発言すればいいのか**をイメージすることで、参加者としての
心構えがしっかりとでき、ゴールが見据えやすくなります。

　ただし、カンファレンスは生ものであり、フレーミングどおりに話
が展開しないことも多いものです。参加者の主体性を大切にするカ
ンファレンスでは、フレーミングからはみ出るような発言があった
としても、**排除することなく、議論に組み入れる努力**が必要です。議
論への組み入れ方については、「16 発言のねじれ・論点のズレ、長
い発言、特定の発言者への対応」(p.38)、「21 少数意見の活かし方」
(p.50)を参考にしてください。

時間とともに議論を引き上げる
（3段階で引き上げる）

　カンファレンスは時間の経過とともに、議論が積みあがっていく
ように舵取りをします。具体的には図のような**3段階**で進めます。
参加者が初対面である、司会者の経験が浅く緊張している場合は、自
己紹介を兼ねて1〜2分程度の「**アイスブレイク**」を交えても効果
的です。アイスブレイクとは、直訳すれば「氷を壊すこと」で、氷の

第1段階

・参加者一人ひとりに自由に発言してもらう
・目的・目標と少しずれていても寛容な態度で対応
・比較的早いテンポで展開する
・発言が拡散しても、この段階ではまとめない

第2段階

・論点（課題）整理に入る
・第1段階で拡散した議論の中から、いくつか共通する点や異なる点を抽出し共有する（論点抽出）

第3段階

・論点と論点の関係をさらに整理
・論点と原因の関係、さらには解決策へと引き上げていく

 図 議論の引き上げ方（3段階）

ように固まった人の心や気持ちをとかし、雰囲気を和ませることです。たとえば「私を一文字で表すと……」というお題を用意して、参加者それぞれが文字を挙げてその理由を説明するなどです。ほかに拙著『チームの連携力を高めるカンファレンスの進め方 第2版』（日本看護協会出版会）p.99でも例を紹介していますので、興味のある方は参照してください。

　なお、普段アイスブレイクを用いる習慣がない医療従事者は、つい何か特別なことをしなければならないと思い負担を感じがちです。そのような場合には、自己紹介の際に好きな食べ物や趣味などを語るだけでも場が和みます。

　カンファレンスの残り時間がわずかになると、参加者たちは今日の議論を振り返り、**「何が論点だったのか」「論点はいくつあったのか」「有益な結論が導き出されたのか」**と、自分なりの結論を見出そうとします。最低でも、今日は何を話したのかがわからないようなカンファレンスは避けたいものです。

司会者編

カンファレンスを軌道に乗せるスキル

立ち上げ時は早いテンポで

　前項「11 展開のイメージづくり～フレーミングのスキル」(p.26)で、カンファレンスは時間の経過とともに３段階で議論を引き上げることを説明しました。カンファレスの立ち上げは第１段階に該当します。ここでは参加者一人ひとりに自由に発言してもらいます。**目的・目標と少しずれたとしても、話の腰を折ることなく寛容な態度で対応します。**

　カンファレンスで大切にしたいのは、「**正解を求めるのではなく、豊かな解決策を多職種とともに検討すること**」です。そのためは、早い段階からたくさんの意見を出してもらうことがポイントです。カンファレンスをどのように幕開けするのか、司会者にかかっていると言っても過言ではありません。

ブレインストーミングの４原則

　参考になるのがブレインストーミング (brainstorming) の技法です。ブレインストーミングとは、メンバー全員があるテーマについて自由に話し合うことで、新しいアイデイアを生み出す技法です。それには次に示す４つの原則があります。①**批判しない**、②**自由奔放**、③**質より量**、④**連想と結合**です。

　立ち上げでは③を重視し、多様な意見をたくさん出してくれるようお願いします。そうは言っても、参加者の中には「良い意見（正解）を言わなくては」のように、「**量より質**」と考えている人も少なくありません。「**量より質**」が先行すると、発言にブレーキがかかり、発言数が少なくなってしまいます。

　さらに、司会が慣れていないと少ない意見でまとめようとするの

で、④ができにくくなり、**予定調和的な結論に落ち着き、豊かな解決策が出にくくなります。**

短い文・キーワードで発言と発言をつなげる

立ち上げ時は、質問に対する考えを**短いフレーズで話してもらい**ます。一度に多くのことを話すと、聞き手が混乱してしまうため、「最初の一巡目は、○○について一番言いたいことを短くお話しください。二巡目、三巡目と意見を重ねていきますので……」と言い、協力を求めます。**数回にわたって発言する機会が保障されると理解すれば、一回の発言は短くなります。**司会者は短い発言をきちんと受け止め（確認）、その発言と次の発言の接点を上手く重ね合わせるスキルが求められますが、**発言のキーワードを重ねる**だけでも、わかりやすくなります。

発言と発言（キーワード同士）をつなげ、**意見の重なりをつくり出すスキル**は、「14 発言と発言をつなげるスキル」（p.34）をご覧ください。また、つなげるスキルはイメージしにくいので、〈記録編〉「32 ホワイトボードの活用方法」（p.76）でも説明します。**ホワイトボードを使うと重なりやつながりが見える化される**ので、司会者の説明が省け、カンファレンスの時間短縮にも役立ちます。

「オープン・クエスチョン」と「クローズド・クエスチョン」

また、どうしても最初の意見が出にくい場合は、司会者自らが「**呼び水**」（きっかけ）**となるような質問**を投げかけます。呼び水では、難しい発言は禁句です。参加しやすい雰囲気づくりを兼ねて、議論が活発になるような投げかけが必要です。

また、呼び水は「オープン・クエスチョン」が適切です。「オープン・クエスチョン」とは、**相手の自由な回答を引き出すための開かれた質問**です。「どのように」「なぜ○○なのでしょうか」と具体的な意見を引き出します。「クローズド・クエスチョン」とは、**予め選択肢を用意して、その中から選ばせる質問**で、「はい」または「いいえ」を選ぶなど、回答に制限がかかります。

13 要約・言い換えのスキル

最も頻度が高い受け止めのスキル

　「要約」と「言い換え」は受け止めのスキルで、最も頻度の高いものです。一言でいえば、**相手の発言のポイントをまとめること**（短い文またはキーワードにする）です。これにより、発言の内容を確認するとともに、**上手く発言できなかった人へのサポート**にもなります。

　「要約」は単純にオウム返しをするのではなく、**発言の中核的な内容を短くまとめる**ことです。発言に含まれているキーワードを手がかりにして短い文脈をつくります。「言い換え」は、参加者の発言の意図を変えないように、**別の言葉に置き換える**ことです。これらは長い発言や、複数の発言が含まれている場合に効果的です。これらを行った場合は、要約した・言い換えた**内容が正しいかを発言者に「確認」**します。この確認作業を省いてしまうと、議論を進めていく段階でズレが生じてしまい、かみ合わなくなっていきます。

　このように**司会者は「聴く（傾聴）」⇒「理解する」⇒「要約する・言い換える」⇒「確認する」**を瞬時に行いながら議論の舵取りをします。まさに瞬間芸と言っても過言ではありませんが、参加者の発言を研ぎ澄ませて聴き、発言に含まれている言葉をキーワードで置き換える、を意識して行うと徐々にできるようになります。

　また、本人や家族などは話すことに不慣れなため、内容が混沌としてしまいます。このような場合は、「……今のご意見は、○○ということですね」と言い換えや要約をして、主張が正しく伝わるようにサポートします。

　要約の上達方法については、拙著『チームの連携力を高めるカンファレンスの進め方 第2版』（日本看護協会出版会）p.104でも紹介していますので、興味のある方は参照してください。

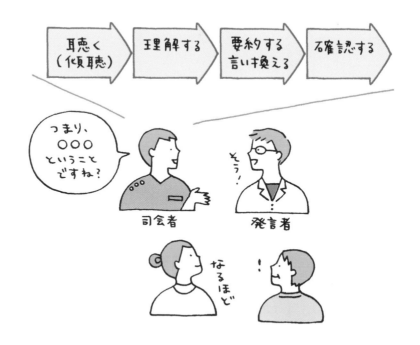

参加者は司会者が要約することで、**自分の発言が正しく受け止められ、伝わっていることを確認します**（承認）。たとえうまく要約できなくても、丁寧な対応をする司会者に対しては、「この人には安心して話をしても大丈夫」という**信頼感**が芽生えるものと思います。

言葉の意味をあいまいにしない

同じ言葉でもそれぞれが異なる意味合いで用語を使ったり、抽象的な用語を使う場合があります。これらをそのまま確認しないで話を進めると、聞いてる人は混乱してしまいます。特に多義的な意味を持つ用語、難解で抽象的な用語、カタカナ用語は使う人によって意味合いが異なります。たとえば「BさんとCさんはステークホルダー状態にあるので、協力は難しいと思います」と発言した場合、"ステークホルダー"の意味は理解できなくても、文脈から何となく意味を感じ取ることはできます。

しかし「意味を知らないのは自分だけだ」と思ってしまう人がいると、その人は質問することも気が引けてしまうため、モヤモヤした気持ちを持ったままカンファレンスが進んでしまいます。司会者は曖昧にすることなく、“ステークホルダー”が具体的に何を意味するのか、発言者に説明を求めます。すると意外にも発言者はいろいろな意味合いでその言葉を使っていることが多いものです。これでは聞き手は混乱してしまいます。また、**司会者が質問を挟むことで、発言者は馴染みのないカタカナ用語を曖昧に使っていたことに気づき**、平易な言葉（「ステークホルダー」ではなく、「利害関係にある人」など）を使うようになると思います。

語彙力を鍛える

　「要約」や「言い換え」は、語彙力に自信がない人にとってはややハードルが高いスキルになります。**不安な場合は、参加者に「この内容で間違いないですか」と確認**をします。上手に要約できなくても、自分の話を一生懸命聞いてくれて、要約を試みている姿に共感する人が多いと思います。

　語彙力を豊かにするには時間がかかります。新聞・雑誌・書籍からさまざまな言葉や表現を収集できますが、多忙な生活を送っている現代人には、それらをゆっくりと読んでいる時間は多くありません。そこでたとえば、**通勤時や散歩中、入浴しているとき、テレビを見ながらなど、あらゆる場面で見聞きしたり、ふと浮かんだ言葉に注意を払います**。これらはその場で瞬く間に頭から消えてしまって後で思い出すのが困難なため、**その場でメモに書き留めておくこと**をすすめます。その際、話し言葉ではなく、なるべく書き言葉に書き換えます。そしてこれらのメモは時間のあるときに**ノートやパソコンに保存しておくことで紛失が避けられます**。

　「より的確な言い回しを見つけたい」「ぴったりした言い換えをしたい」と思ったときには、**Web上の類語辞典、シソーラス辞書検索サービスや類語辞典アプリ**も有用です。

Column

地域包括ケアシステムの「植木鉢」図の進化
──「本人の選択」が基本に

　地域包括ケアシステムとは、「地域の実情に応じて、高齢者が、可能な限り、住み慣れた地域でその有する能力に応じ自立した日常生活を営むことができるよう、『医療』『介護』『介護予防』『住まい』『日常生活支援』（5つの構成要素）が包括的に確保される体制」と規定されています。地域包括ケア研究会（三菱UFJリサーチ＆コンサルティング）では、上記5つの構成要素を「植木鉢の絵」として表現し、『すまいとすまい方』を植木鉢、『介護予防・生活支援』を土、『医療・介護・保健・福祉』を葉に例えて、そのあるべき姿を示しています（下図参照）。

　これは、「医療・看護」「介護・リハビリテーション」「保健・福祉」の3枚の葉が、専門職によるサービス提供として表現され、その機能を十分に発揮するための前提として、「介護予防・生活支援」や「すまいとすまい方」が基本になるとともに、これらの要素が相互に関係しながら、包括的に提供されるあり方の重要性を示したものです。また、植木鉢の下に『本人・家族の選択』を置いて、地域包括ケアシステムの主役は本人・家族であることを強調しています。

　2015年の地域包括ケア研究会では植木鉢図を少し変化させています。特に注目すべき変化は、「本人・家族の選択」（左）から「本人の選択」（右）に改められた点です。長年連れ添った配偶者・パートナーは本人と一体とし、選択を行う主体から外してしまった家族とは、子どもや孫世代を意味しています。その選択を尊重して、家族や専門職が支えます。

　カンファレンスでは本人と家族で意見が異なる場合がありますが、まずは本人の選択を優先することを心がけたいものです。

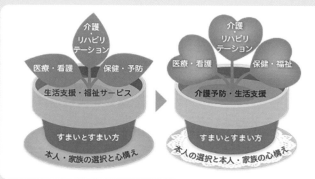

三菱UFJリサーチ＆コンサルティング：「＜地域包括ケア研究会＞地域包括ケアシステムと地域マネジメント」（地域包括ケアシステム構築に向けた制度及びサービスのあり方に関する研究事業）、平成27年度厚生労働省老人保健健康増進等事業、p.48-49, 2016.

発言と発言を
つなげるスキル

発言を「要約」し「確認する」

　発言と発言を重ねるためには、**発言を短い文またはキーワードに「要約」**します。長い発言はつなげることが難しいからです。その際、**要約した内容が正しいかどうかを発言者に「確認」**します。たとえば、Aさんが「……山田さんの栄養状態は改善傾向にあります。○○や△△から判断すると、自宅でも経口摂取が可能と思われます……」と発言した場合、司会者は「『○○や△△の理由から自宅での経口摂取が可能』とのことですね」と短い文に要約し、その内容をAさんに確認します。**この確認作業を省いてしまうとズレが生じてしまい、議論がかみ合わなくなってしまいます。**

　また、**長い発言の中には複数の内容が含まれている**ことが多く、その場合は「Aさんの発言は三つありますね。一つ目は……、二つ目は……、三つ目は……です」と整理します。要約と確認を繰り返すことで「自分の意見は伝わった（承認された）」と感じます。手間はかかりますが、**要約と確認は安心して発言できる場づくりの必要条件**です。

「つなげて」「広げる」

　短い文またはキーワードに要約したら、発言をつなげるようにします。**ホワイトボードやメモがあると可視化しやすいです。**〈記録編〉「33 議論の描き方」(p.78) に具体例を紹介しました。

　つなげ方にルールはありませんが、同じような文・キーワード、逆に異なる文・キーワードをつなぐなど、**共通点や相違点のグループをつくるようなイメージで進める**と上手くいきます。グループに入らないものは削除せずにその他の意見として取り扱います。**発言は多いほどグループ数も多くなり、話が広がっていくもの**です。広が

らなければ議論が深化せず、表面的な内容にとどまってしまいます。

「かみ合わせて」「相乗効果を起こす」

　話が広がったら、今度は整理して「かみ合わせ」ます。この作業は**議論を深化させるすなわち相乗効果を起こすための作業**になります。相乗効果とは、**二つ以上の意見が同時に働いて、個々の意見がもたらす以上の結果が生じることで、相乗効果またはシナジー効果を発揮**させます。相乗効果は自然発生的に起こるものではなく、意図的に発生させる必要があります。

　発言と発言をつなげたり、共通点と相違点を整理するかみ合わせの過程で、**あるつながりが浮かびあがったり、その他の意見からヒントを得て新たな発見に気づく**ことがあります。これが相乗効果です。相乗効果が起こると、一人で思いついたときよりもその意味合いや喜びが大きくなり、**チームとしての成長が実感**できます。

参加者は「主張（結論）＋根拠（理由）」の
パターンで発言

　発言と発言をつなげるスキルは、司会者だけでなく参加者の協力がなければできません。**参加者の役割は、たくさん発言し相乗効果の発揮に寄与すること**です。その際、司会者が要約しやすいよう短い発言を心がけます。さらに**発言のパターンは、「主張（結論）＋根拠（理由）」で構成**します。初めに「自分の言いたいこと（主張）」を伝え、続いて「そう考える根拠（理由）」を述べるようにすれば、発言がまとまりわかりやすくなります。

「力の貸し借り」でつなぐ

　他者の発言にヒントを得たら、それを自分の発言に重ね、自分の話の道筋を完成させることも有効です。このように発言を通して**「力の貸し借り」**が起こると、話がつながっていきます。日常の業務ではお互いに「力の貸し借り」をして協力し合わないと、業務が遂行できません。同じことがカンファレンスにも当てはまります。その際、「○○さんの発言にヒントを得てこの発言を思いつきました」と**感謝の言葉を添えること**を忘れないようにしましょう。

15 論点整理から方向づけ、収束させる〜合意形成

　議論が白熱し、たくさん意見が出た段階で「どうまとめればよいのか」「チームとしての合意形成ができるのか」と不安になると思います。豊かな意見が出た後は**論点整理**をしたうえで、方向づけて収束に向けて舵を切ります。異なる論点から新しい論点を生み出す、いわば**合意形成のプロセス**になります。この段階に入ったらたくさん発言してくれたことに感謝しつつも、追加の発言は控えてもらいます。

論点整理の方法

　論点整理では司会者の**リーダーシップ®の発揮**が求められます。カンファレンスで司会者はファシリテーターの役割を担うため、自分の意見を述べることはありませんでした。しかし**この段階では、議論を方向づけるための「呼び水」や「問いかけ」を積極的に投げかけます**。また、参加者はこれまで自由に発言してもらいましたが、ここからは出された意見を整理し、論点を浮かび上がらせる作業を計画的に行うため、**追加発言は控えてもらいます**。

　論点を浮かび上がらせる方法として、**これまで出た意見を羅列したうえで統合**します。その際、結論（主張）と理由（根拠）を引き付けながら、3〜4点くらいに整理します。ここは参加者の「知」を結集させる作業です。**ホワイトボードを使って整理する**と見える化できるので効果的です。具体的な板書内容は〈記録編〉「32 ホワイトボードの活用方法」（p.76）を参考にしてください。

　ただし、論点整理を急いで行うと、なかには「（司会者に）誘導された」と思う人がいます。議論を方向づけている（誘導している）ことには変わりありませんが、**ネガティブな印象を払拭するために丁寧に対応**します。たとえば、参加者の発言（生の声）を活かしながら論点を

● リーダーシップ
会議・カンファレンスにおけるリーダーシップとは、患者や利用者の生活上の課題解決や支援目標を達成するうえで必要な働きかけを行うこと。

整理します。特に**主張はありのままの言葉を使う**などして、論点に反映させます。**まとめ過ぎると抽象的かつ一般的な内容にとどまってしまい、長い議論を通して得られた「知」として結びつかなくなってしまいます。**

方向づけ、収束させる（合意形成）

　論点整理が終わったら、今度は議論の方向づけをして収束に向けて舵を切ります。ここからは**論点別に解決策を講じたり、チームとしての意思決定をするなど合意形成をします。**

　合意形成とは妥協◉案をつくることではありません。次に示すように何らかの基準を設けるのが一般的です。**①意見や考えの一致点と相違点を整理し**（サークル図を描く）、**一致している案を選択する、②論点を並べて、それぞれのメリット・デメリットを整理し、デメリットが一番少ない案を選択する、③重要度**（縦軸）**／緊急度**（横軸）**をマトリクス上にプロットして、重要度が高く緊急度が低い案を選択する、**などがあります。これらについては〈記録編〉「34・35 フレームワークの使い方①・②」(p.82、84) でも説明しています。

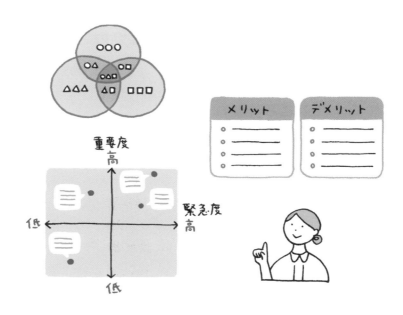

◉妥協
意見が対立した際にお互いが歩み寄り、同意できるところを探すこと。

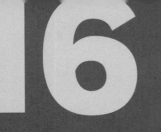

16 発言のねじれ・論点のズレ、長い発言、特定の発言者への対応

多職種が参加するカンファレンスでは、さまざまなコミュニケーションスタイルを持つ参加者が集います。発言が長く途中から内容がねじれてしまう人、声が大きく何度も発言する人、自論を繰り返す人などです。限られた時間ですべての参加者に発言を保障するためには、**事前にカンファレンスの参加ルール、いわゆる共通ルールを示しておきます**。そうすることでカンファレンスを効率的に運営できるだけでなく、参加者の気持ちも楽になります。

ただし、共通ルールを細かく決めてしまうと発言にブレーキがかかってしまうため、シンプルで最小限のものにします。たとえば、**①発言は短く、②全員が発言する、③違う意見を受け入れる、④否定する場合は代替案を提示する**などです。これらはホワイトボードに記入しておくと伝わりやすいです。

発言のねじれ・論点のズレへの対応

カンファレンスや会議では、発言内容がねじれたり、論点がそれてしまうことがよくあります。このような場合、司会者が発言をサポートすることで、ねじれを解消したり論点を元に戻すことができます。「発言のねじれ」とは、発言の前半と後半で内容が異なってしまうことで、話の長い人にしばしば見られます。

発言がねじれたり、論点がそれてしまった場合は、**司会者が発言の要所要所で要約し、それらを確認したうえで軌道修正を図る**などの舵取りが必要です。話が長くなってねじれている場合は、**箇条書きにして短い文章に整えます**。発言内容を否定しているのではなく、話の筋道を整えていることを理解してもらいます。

一見関係ないと思われる発言であっても、ストーリー性があり目的・目標と緩やかにつながっている場合があります。むやみに話を

切ると、発言者の気分を害したり、場の雰囲気が悪くなったりしてしまいます。このようなときには「たいへん興味深いお話しですが、でも今は○○について話し合っています。○○とどのように結びつくのか教えてもらえると助かります」と問いかけ、**発言者本人に軌道修正をしてもらいます**。

　ただし、あまりにも本筋から議論が外れてしまい、目的・目標が達成できないと判断した場合は、躊躇なく「○○について話し合っています。一度話を戻しましょう」と言うべきです。**司会者には目的・目標を達成する役割がある**からです。

長い発言への対応

　長いと感じる発言は、他の参加者の発言の機会を奪うだけでなく、**参加者のフラストレーション**が溜まります。考えがまとまらないゆえに長くなってしまうことが多いため、このようなときはタイミングを見計らって「少し話が長くなっているので、一度止めましょう」「すみませんがあと１分ほどで話をまとめてください」と言い、**これまでの話の要約を促します**。少し勇気が必要ですが、快適なカンファレンスの環境をつくる役割は、司会者が担うものです。ただし、くれぐれも**発言者を傷つけないような配慮**が必要です。

特定の人ばかり発言する場合への対応

　カンファレンスでは同じ人ばかりが発言したり、声が大きい人の意見が通りやすいという話をよく聞きます。このような人が参加している場合は、**予防線を張っておく**ことをおすすめします。たとえば「参加者全員が発言できるように、一回の発言は１分程度でお願いします」「一回だけでなく、二巡目、三巡目と意見を重ねていきますので……」と**ルールを伝え**ます。それでも繰り返し発言する場合は、最後に話を伺うことを伝え、「**発言する機会を保障するので途中の発言を控えてもらいます**」というメッセージを投げかけるのです。

17 強い口調で断定する参加者への対応

不要な摩擦を防ぎ、悪者をつくらない

「○○に決まっている」「○○をすべきである」などと強い口調で断定的に発言する人がいると、他の参加者には「困った人」「扱いにくい人」として映ってしまいます。とりわけ、**根拠があいまいで自身の経験を押し付けてくる人への対応は苦労します。**誰もが苦手意識を持ってしまい、「(このような人には) むやみに反応しない」「いつものことだ、聞き流すしかない」とスルーし、「**司会者がしっかり対応せよ**」という無言のアプローチを受けることも多くあります。

こうした場合には、①**不要な摩擦を起こさないでカンファレンスを前に進める**、②**発言者を悪者にさせない**、という両方の対応が必要です。カンファレンスの目的は豊かな議論をすることで、より高いレベルの目標達成への道筋をつけたり、多様な選択肢を提示することです。**尖った発言をする参加者であっても、仲間として受け入れる**ことが大切です。

時間を稼ぎ、冷静になって「事実確認・質問」をする

このような発言者に対してはすぐに反論せず、**一旦沈黙して時間を稼ぎクールダウンを図ります。**時間は人を冷静にさせます。沈黙はたとえ数秒でも「長い」と感じますが、ここでは落ち着いて対応しましょう。

次に、「**事実の確認**」＋「**質問**」の形で発問します。「それは○○ということですね (事実の確認)。とても思い入れのある発言ですが、なぜこのような考えに至ったのか、理由を聞かせてください (質問)」などです。特に本人や家族が参加している場合は、速やかに対応し緊張した雰囲気から脱出したいものです。

郵 便 は が き

1 1 2 8 7 9 0
105

料金受取人払郵便

小石川局承認

7713

差出有効期間
2025年6月30日
まで(切手不要)

（受 取 人）
東京都文京区関口2-3-1

株式会社
日本看護協会出版会 編集部 行

ご購読ありがとうございます。今後の企画の参考にさせていただきますので、お手数ですが、ご記入の上、ご投函ください。抽選で毎月QUOカードを進呈いたします。
個人情報につきましては厳重かつ適正に管理いたします。

ご住所(自宅・勤務先) 〒						TEL :

お名前(フリガナ)	歳

ご勤務先・学校名	部署

●ご職業

学生	( )年生 □大学院 □大学 □短大 □専門学校 □高等学校
教員	職歴( )年 □大学 □短大 □専門学校 □高等学校 □その他
臨床	職歴( )年 □部長 □師長 □主任/副師長 □スタッフ
訪問看護師	職歴( )年 □所長 □管理職 □スタッフ
資格	□専門看護師(分野:) □認定看護師(分野:)
購入書籍の タイトル	(巻)

●メールインフォメーション会員募集

新刊、オンライン研修などの最新情報や、好評書籍の
プレゼント情報をいち早くメールでお届けします。

メールアドレスのご登録は
1分で完了

●本書を何でお知りになりましたか？　該当するものに☑をつけてください。	
ネット書店	□Amazon　　□楽天ブックス　　□その他（　　　　　　　　）
書店店頭	□書店名（　　　　　　　　　　　　　　　　　　　　　）
ホームページ	□日本看護協会出版会ホームページ □編集部のページ by 日本看護協会出版会
月刊誌広告	□「看護」（公益社団法人日本看護協会 機関誌） □「コミュニティケア」（訪問看護、介護・福祉施設のケアに携わる人へ）
パンフ・チラシ	□教科書副読本案内　　□継続教育図書案内　　□本書チラシ
メールマガジン	□日本看護協会出版会 メールインフォメーション
SNS	□弊社Twitter（営業部・書籍編集部・看護・コミュニティケア） □弊社YouTube　　　　　　□その他（　　　　　）
その他	□勤務先　□学校　□知人　□学会展示　□その他

●本書をどこでお求めになりましたか？　該当するものに☑をつけてください。	
ネット書店	□Amazon　　□楽天ブックス　　□その他（　　　　　　　　）
書店	□書店店頭（書店名　　　　　　　　　　　　　　　　　） □書店外商（書店名　　　　　　　　　　　　　　　　　）
ホームページ	□日本看護協会出版会ホームページ

●本書はご期待に応える内容でしたか？　理由も教えてください。

　　□期待以上　□期待どおり　□まあまあ　□期待外れ
　　その理由（

●本書についてのご意見・ご感想をお聞かせください。

●業務での困りごとや関心のある看護テーマについてお聞かせください。

最新刊や
研修の
情報は
こちらから

日本看護協会出版会ホームページ

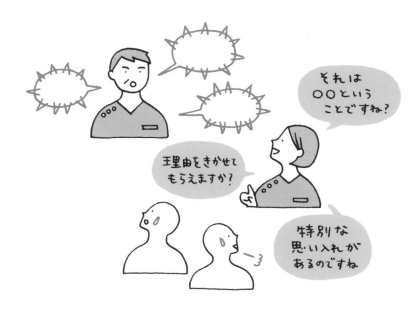

　司会者は場を和ませるように心がけ、**尖った発言をする人を悪者にしない**ようにします。「○○さんは、この件について特別な思い入れがあるようですね」「○○さんの思い入れのある発言をしっかり聞きたいと思いますが、そのような言い方では皆が緊張するので……」と**緊張感を緩める工夫**をします。

　ただし、あまりにも飛躍した考えや、チームとして受け入れがたいと判断した場合は、**司会者という役割を離れて、個人的な意見として述べる**ようにします。その際、**柔らかい伝え方**を心がけます。たとえば「個人的には○○のような対応はしないと思いますが……」などです。

発言が止まり「沈黙」が生じた場合の対応

　カンファレンスは参加者の発言のつながりによって活性化します。しかし、ふと発言が止まっていまい「沈黙」が起こる場合があります。沈黙の時間はわずかですが、司会者には長く感じられます。しかし、沈黙が起こる理由とその対応方法を理解していれば、焦ることなく再び議論を活性化することができます。

「沈黙」が起こる３つの理由

　発言が止まって沈黙が起こると司会者は**焦ってしまい、つい参加者を指名したくなりますが、指された方も困惑する**ばかりです。

　沈黙が起こる理由は次の３つが考えられます。①すでに十分な議論が行われ、時間もほどよく経過しているので、次の議題に移って欲しいと思っている（**議論の飽和**）、②議論がどこに向かっているのかわからなくなり、思考が混乱している（**議論の混乱**）、③参加者が深く考えているため、思考を組み立てたり、解決策を検討している状態（**議論の成熟**）、です。

　①では、何も問題はないので「では次の話題に移りましょう」と伝え、②では、これまでの議論を整理します。③では、参加者に深く考えさせることに成功している証であり、むしろ歓迎すべきです。思考が成熟する段階であることを伝え、発言を待つ姿勢を示します。

「沈黙」への対応

　沈黙が起こる理由が理解できれば対応策が打てるため、焦らなくなります。拙著『チームの連携力を高めるカンファレンスの進め方 第２版』（日本看護協会出版会）p.105では、「沈黙を切り開く方法」として**「やめる」「言う」「待つ」**というキーワードを用いた対応方法を紹介しています。

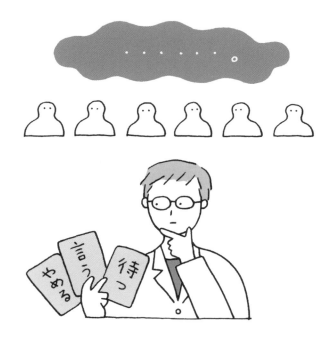

　沈黙が起こる理由とキーワードの関係を整理すると、次のように
なります。**①議論の飽和は「やめる」に該当**します。参加者に議題を
終了して次の議題へと移ってよいか尋ね、確認したうえで移ります。
②議論の混乱は「言う」に該当します。ここでは論点を整理しながら
振り返ります。その際、わからないことや腑に落ちないことを確認す
ると混乱が少なくなります。**③議論の成熟は「待つ」に該当**します。
慌てずに参加者の表情やしぐさを観察して、熟慮の時間を楽しむ感
覚で過ごしてください。その際、「今静かになっていますが、とても
大切なことを考えています。ここはしっかり考えたいので、3分経っ
たら発言してください」と一言添えると、お互い焦らずにすみます。

「沈黙」を切り開く司会者の発問

　議論が成熟していく段階では、**待っていても発言が出てこない**場
合があります。司会者にとっては修羅場のような状態です。この場
を切り開いて再び議論を活性化させるためには、司会者の**「発問」**が

功を奏します。聞きなれない言葉ですが、**発問とはカンファレンスの流れの中で議論を促進する「呼び水」のようなもの**です。自由度が高く、議論の方向づけや深い議論を行うためのツールでもあります。

　たとえば、参加者の発言に対して「○○とはどのような関係がありますか？」「もう少し補足説明をしてください」など、発問により内容を深めます。また、議論をさらに成熟させたい場合は、**もう一段上の沈黙の切り開き方**が必要です。わかりやすくするため、以下に場面を例示して説明します。

　　司会者の発問：「これまでAさんの経口摂取についてそれぞれの職種から意見が出されました。まとめると『経口摂取の促進に舵を切るべき』と『経口摂取は慎重に進めるべき』と意見が分かれました」（議論の整理）。「いずれかを選択するのではなく、さらなる深い議論をしたいと思います」（議論の方向性）。「両者の方法を進めるにあたっては、いつ、どのようなタイミングで、どのように対応すべきと思いますか」（具体策の例示）。

　議論の成熟を助けるための発問として、①**議論を整理する**（論点を整理することで意見が出やすくなります）、②**議論の方向性を示す**（これから何を話し合うのか共通理解ができます）、③**具体策を例示しながら結論に導く**（結論は一つに集約することなく、複数の選択肢を示してもよい）、が有効です。発問はカンファレンスの流れの中で瞬時に行うものですが、参加者の発言が止まった状況をイメージして、予め準備することをおすすめします。

　このように対応することで沈黙はネガティブな時間から、創造的な時間に置き換わります。「沈黙を切り開く」のは司会者であって、参加者を指名して乗り切ろうなどと、他力本願的な対応をしないほうが切り開き方のスキルは磨けます。

Column

オンライン・カンファレンスとAI

オンライン・カンファレンスは、ビデオ・カンファレンスサービス（VCS）またはテレビ会議とも呼ばれています。Zoom Cloud Meeting（Zoom）やCisco Webex Meeting（CWM）などのツールを使うのが一般的です。オンライン・カンファレンスは、参加者が質問や意見を出しやすいという意見と、逆に質問や意見を出すタイミングが難しいという意見もあります。ただし、チャット機能を使うことで、思ったときにすぐに質問や意見を出すことができるという利便性もあります。

オンライン・カンファレンスでは、対面とは違う配慮が必要になります。顔を合わせている状況であれば、その場の雰囲気を読み、発言の意図が伝わってきますが、オンラインでは場の雰囲気を読み取ることには限界があります。そのため、ホストである司会者は、参加者から発言がしやすくなるように声をかけ、緊張をほぐし、特に患者本人やご家族の不安に寄り添っていく必要があります。

一般的に高齢者はオンラインやネットに弱いと指摘されていますが、総務省「令和2年通信利用動向調査」（2021）によると、ネットを利用している高齢者は60～69歳で82.7％、70～79歳で60％、80歳以上でも25％と高いです。コロナ禍以前のデータですが、コロナ禍を経験した現在では、もっと多くの人がネットを利用しているものと推察されます。

一方で、ケアマネジャー側のICT化は進んでいません。「居宅介護支援における業務負担等に関する調査研究事業（2020年度老人保健健康増進等事業・実施主体は三菱総合研究所）」（2021）の報告書では、対サービス事業所との情報共有に際して「どこまでICTを活用しているか」という項目を見ると、たとえば「ケアプランの交付と個別援助計画の受け取り」で「ICTを活用していない」が76.6％にのぼります。「アセスメント情報のやりとり」に至っては、79.4％が「ICT未活用」となっています。どこにいても、気軽に参加できるオンライン化は推進すべきと思いますがハードルは高いようです。

また、2023年以降はZoomに生成AI（人工知能）を導入するなど対話型AI（チャットGPT）にシフトしています。これらがカンファレンスにどのように影響するか注目されますが、すべてAIが代替することは考えにくく、一般的にはクリティカルシンキング（批判的思考）や、本書でも強調しているコンフリクトマネジメントへの影響は少ないでしょう。

情報収集や情報交換レベルのカンファレンスはAIが代替できても、前例を疑い、自分で考え、新しい価値を見出すような議論ができていれば、AIに仕事を奪われることは少ないのではないかと思います。

司会者編

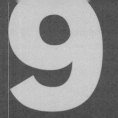

意見の対立
〜コンフリクトマネジメントのスキル

コンフリクトのプラス面に着目

　多職種が集まると意見のコンフリクト（衝突・対立・葛藤）はしばしば起こります。できればサクサクとカンファレンスを終えてしまいたいと誰もが思ってしまうなど、コンフリクトはマイナスなイメージを持ちやすいものです。

　〈基本編〉「08 チームを成長させるコンフリクトマネジメント」（p.18）でも説明したように、**コンフリクトにはプラス面もあります。**考え方や判断基準の違いをうまく活用することで、**多面的な視点で物事が見られるようになります。**ここでは、マイナスからプラスに変えていく技法を紹介します。なお、ここに書かれている内容は、拙著『チームの連携力を高めるカンファレンスの進め方 第2版』（日本看護協会出版会）p.21〜23の内容を加筆・更新したものです。

コンフリクトは4段階で解消

　コンフリクトマネジメントは司会者を悩ますスキルです。それゆえにうまく解消できた先にはチーム内に協働的な雰囲気が醸し出されます。

　まず、①「どちらが正しいか」を捨てて、**「両方とも正しい」からスタート**します。そのうえで、②それぞれの発言について、**事実と意見を切り分け**ます。感情的になってしまうと、事実と意見をごちゃごちゃにして話すため、聞き手は混乱してしまいます。次に、③両者の事実と意見の共通点と相違点を整理し、**異同を認め合い**ます。意見が対立していると、違いばかりが強調されるため、共通点にも着目するよう働きかけます。

　そして、④目的・目標に照らし合わせながら③を確認します。こ

こでは**目的・目標を参照することで、より高次レベルでの確認作業**を行います。下位レベル（手段）が異なっていても、高次レベルでは一致してることが多いものです（図）。また、異なった意見によって、多面的な視点が培われることも見逃せません。これら①②③のプロセスを通じて、新たな気づきや提案が出ることも多くあります。つまり、コンフリクトに正面から取り組み、違いを認め合いながら、「手段や意見は対立しているものの、目的や目標は同じ」という、**高次レベルで一致していることを確認する作業**が大切です。

①違いを認めつつも「どちらも正しい」からスタート
▶多職種が参加するカンファレンスでは、職種によって意見が異なるのは自然なことであり、すべての意見は正しいという認識を示す。

②それぞれの発言に対し「事実」と「意見」を区別し、意見の根拠となっている事実を確認
▶事実と意見を丁寧に整理して意見の根拠になっている事実をチームで確認する。事実を確認することで感情的になっている気持ちを和らげる。

③②の「共通点」と「相違点」を整理し、異同を確認
▶「共通点」を確認することにより、すべてにおいて対立しているわけでなく、意見が異なるのは一部分であることを共有する。

④カンファレンスの目的や支援目標を確認し、高次レベルでは一致していることを確認
▶③で確認した「相違点」についてカンファレンスの目的や支援目標に引き付けながら、高次レベルでは一致していることを確認する。一致点を浮き上がらせる方法として、サークル図（交差）（p.82）を用いた確認がおすすめ。

 図 コンフリクトの解消方法

司会者編

20

弱い立場の人の声を届けるスキル

代弁者であって（代理）代行決定者ではない

カンファレンスの主役は本人や家族であることは言うまでもありません。専門職がズラリと並んだカンファレンスでは緊張するため、思うように発言してもらうためには、配慮が必要です。

弱い立場にある人の声を届けるには、発言をサポートしたり（要約・言い換え）、場合によっては代弁者になることもあります。ただし**代弁者は（代理）代行決定者ではありません**。両者の違いを整理しておきましょう。代弁者とは、話し合いのプロセスにおいて**本人に代わってその意向・主張・権利を代弁する立場**であり、**アドボカシー機能（advocacy）**◉の一つでもあります。明確な定義はありませんが、アドボカシー機能とは本人の意思を尊重し権利を擁護するために行う能動的な役割です。

（代理）代行決定の手続き

（代理）代行決定とは、本人による意思決定が困難な場合に、第三者（家族含む）が本人に代わって意思決定を行うことです。「障害福祉サービス等の提供に係る意思決定支援ガイドライン」(2017) では、意思決定について次のような記載があります。①本人の自己決定や意思確認がどうしても困難な場合、本人をよく知る関係者が集まって、根拠を示しながら本人の意思・選好を推定する。②本人の意思推定がどうしても困難な場合、関係者が協議し、本人にとっての最善の利益を判断する。

また、「人生の最終段階における医療・ケアの決定プロセスに関するガイドライン」(2018年改訂) では、①家族等が本人の意思を推定できる場合、その推定意思を尊重する、②家族等が本人の意思を推定

◉ **アドボカシー機能**
さまざまな考えがあるが、本書では白澤[1] の「利用者の権利や資格を保障し保護していく目標の達成に向けられる活動」を参考にしている。

できない場合、本人にとって何が最善であるのかを家族等と十分話し合う、③家族等がいない場合および家族等が判断を医療・ケアチームに委ねる場合も、本人にとっての最善の方針をとることを基本とする、としています。

このように、「本人の意思を推定することがどうしても困難な場合は、関係者が協議し、本人にとっての最善の利益を判断せざるを得ない」場合があるとし、**「最後の手段」として例外的に（代理）代行決定を認めています。**

アドボカシー機能を発揮した代弁者のスキル

代弁者としてアドボカシー機能を発揮しながら、本人の意思を伝える方法として、「認知症の人の日常生活・社会生活における意思決定支援ガイドライン」（2018）に明記されている**意思決定支援のプロセス**が参考になります。

このガイドラインは、イギリス意思決定能力法：MCA2005 (Mental Capacity Act 2005) を参考に作成されました。ここでは、意思決定支援のプロセスを次の6つの視点に整理しています。**①意思決定支援の人的・物的環境の整備、②意思形成支援、③意思表明支援、④意思実現支援、⑤家族への支援、⑥意思決定支援チームとの話し合い。**

このうち、アドボカシーの機能を踏まえたカンファレンスでは、②＝適切な環境下で意思が形成されることへの支援、③＝意思を適切に表明・表出することへの支援）、④＝本人の意思を生活に反映することの支援、が大切です。

特に自分で意思表明が困難な人の意思を推定するには、本人の発言した言葉、出来事、エピソードをパズルのピースを集めるように多職種で紡いでいくことが必要となります。いわゆるナラティブアプローチです。

ナラティブアプローチでは、相手の語る物語やエピソードを形成しながら問題解決を図ります。別の言い方をすればチーム全体で「物語形成能力」のスキルを持ち合わせていることが求められます。

▶ 引用・参考文献

1) 白澤政和：ケアマネジメントの本質—生活支援のあり方と実践方法，中央法規，p219，2018.

21

少数意見の活かし方

多数決は民主的か？

多数決の原理は選挙や国会での採決など、民意を反映する場ではよく用いられる手法です。ただし、**多数決だからといって少数意見を捨ててしまうわけではありません**。民主主義は「多数決の原理」と「少数意見の尊重」という言わばトレードオフ（両立できない関係性）のバランスに苦心してきました。そのうえで政策決定においては民意を反映するために多数決の原理を優先しています。

本人や家族など弱い立場にある人の意思決定を支えるカンファレンスでは、**その人の人生（生活）を選択するという「少数意見の尊重」が基本であるため、多数決という方法は馴染みません**。話し合いが一つの方向性に進んでいる場合、それと異なる考えは少数意見となり、発言を控えてしまうからです。「いまさらこのようなことを言って、議論を後退させてはならない」など、**集団への同調圧力**（少数意見を持つ人が多数意見に合わせるようふるまうこと）が高まったりもします。

少数意見を発言しにくい場合は、伝え方を工夫します。たとえば「……申し上げにくいのですが……」「……お話を返すようですが……」などと**謙虚な気持ちを伝える**ことでハードルは下がります。

また、**専門的な意見を強調したがる人**は、非専門的な意見を聞かなかったり、関心を示さないなど**「上から目線」的な態度をとる**場合があります。専門性は尊重しますが、難しい専門用語は本人や家族の思考を停止させます。このような態度を放置すると、専門職との間に心理的な距離がつくられてしまい、**「納得」ではなく「説得」**させるためのカンファレンスになってしまいます。

少数意見を大切に取り扱う

　カンファレンスは**結果の正しさよりは、プロセスを大切に**しています。参加者が全員発言し、その発言を中立に扱うことに重点を置きます。たとえ少数意見であっても、**その意見を大切にしながら全員で決めた**ということを**チーム全体で実感してもらう**必要があります。

　少数意見を大切にする理由は、大きな流れの中で埋もれている視点をすくい上げ、**多面的に考えるきっかけ**になるからです。また、自分の意見が大切に扱われる経験をすると、他者の意見も大切に扱うようになります。

合意形成

　合意形成とは誰かの意見を全員の意見にしたり、多数決で決定した事柄を押し付けたり、妥協することではありません。各人にとっては必ずしも最良の案でなくても、参加者全員（本人・家族を含む）が**支持できる案をチーム全体でつくり上げていく**ことです。

　前述したように、（本人や患者が参加する）カンファレンスは、その人の人生（生活）という「**少数意見を尊重する場**」です。〈基本編〉「**05 本人や家族と専門職の価値判断が異なる場合**」の「**④ベスト・インタレスト（本人の最善の利益を判断するあるいは推定する）の原則**」（p.11）でも、**本人を決定の中心に置くことの重要性**を強調しています。

　専門職の意見が一致していても、それが正しいとは限りません。自分の意見とは違うと思ったときに、たとえそれが少数意見であっても発言することに何ら問題はありません。カンファレンスはコミュニケーションそのものです。高木[1]は「仕事で交わすコミュニケーションは、ただ情報を伝えるという意味を超えて『人に行動をうながす（人を動かす）という効果まで入っている』」と指摘しています。

　司会者は少数意見を大切にしながら議論に組み入れ、その意見を行動レベルまでに落とし込めるように、参加者を巻き込んで議論を深めます。

▶ 引用・参考文献
1) 高木晴夫：プロフェッショナルマネジャーの仕事はたった1つ, かんき出版, p19, 2013.

22 カンファレンスの まとめ方 〜構造化のスキル

　カンファレンスにおいて多くの人の意見をまとめることは、簡単な作業ではありませんが、ここは司会者の腕の見せ所です。

　多くの意見を反映しつつ、議論から得られたことがらをまとめるには複数の方法がありますが、ここでは**構造化のスキル**について紹介します。**構造化とは図表や矢印を使って相互の関係性を示すこと**です。詳しくは〈記録編〉「34・35　フレームワークの使い方①・②」(p.82、84) で具体例を紹介しています。また、拙著『チームの連携力を高めるカンファレンスの進め方　第2版』(日本看護協会出版会) p.119〜123では図表を使ってわかりやすく説明しています。

　さらに、構造化によって議論をまとめるだけでなく、そこから得られた**新しい知見の「結晶化」**を目指します。高木ら[1]によれば、結晶化とは「発言されたアイデアの断片を積み重ねたり、組み合わせたりして、ひと回り大きな知恵に結実させること」とされています。

議論のプロセスを見える化する構造化のスキル

　まずカンファレンスの結論を確認します。ここで参加者の満足感を高めるためには、**結論のみを羅列するのではなく議論のプロセスを引き付けながら**(議論に至るまでのプロセスを示しながら)結論を導いていきます。まとめる際に注意してほしいことは、**結論を抽象化しすぎないこと**です。たとえば、「多職種による情報共有が必要です」と結論づけても、それでは当たり前すぎて長い時間議論した結果として受け止めるには物足りません。

　議論のプロセスを見える化するにはどうすればよいのでしょうか。それには、出された意見を引き合わせながら結論を構造化します。**難しい図表や文章ではなく、さまざまな要素同士を矢印で結ぶなど、一目で理解できるようシンプルに図示する**とわかりやすくな

ります。そうすることで全体像が把握しやすくなり、論点を確認・発見することができます。

　構造化でよく使われるフレームワークには、①**サークル図**（意見や考えの一致点と相違点を整理）、②**メリット・デメリット表**（複数の選択肢を整理）、③**ロジックツリー図**（結論の要因分析で、大きな分類から小さな分類へブレイクダウンする）、があります。これらについては、〈記録編〉「34・35 フレームワークの使い方①・②」（p.82、84）の図を参照してください。

議論から得たことを組み合わせて 一回り大きな知をつくる結晶化

　これはなかなか難しいプロセスですが、ここまでに紹介した司会者のスキル、すなわち「**要約**」「**言い換え**」「**発言と発言をつなぐ**」「**論点整理から議論を方向づけ、収束させる**」の延長線上にあるもので、これらを積み重ねて、一回り大きな知見を創り出します。その日のカンファレンスの最終成果物でもあるため、事前準備が困難であり、瞬間芸の要素を持ちます。ただし、最初から大きな知をつくろうと思うとプレッシャーになります。

　ホワイトボードを活用している場合は、板上に書かれているキーワードを手がかりにまとめます。こうすると議論の鳥瞰図となり全体が見渡せるので、そこから何か論点を浮かび上がらせることでもよいでしょう。

　まとめる際に大切なことは、「**参加者の生の声を大切にしながら抽象化していく作業**」です。ただし抽象度が高すぎると、メッセージ性がなくなり味気ないものになりがちです。

▶ 引用・参考文献

1）竹内伸一（高木晴夫監修）：ケースメソッド教授法入門―理論・技法・演習・ココロ，慶應義塾大学出版会，p223，2011.

Chapter III

参加者編

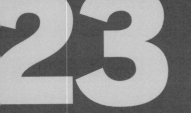

23 傾聴し発言と発言を
つなげるスキル

　カンファレンスは参加者の発言で成り立っていると言っても過言ではありません。これまで発言と発言をつなげる司会者の役割を説明してきましたが、それらのスキルは参加者側にも求められるものです。**"チームが成長するカンファレンス"は、司会者と参加者間の壁が低いことが特徴であり、さまざまなスキルが両者に共通しています。**

　ただし、参加者にとっての「聴く」という行為は、司会者の「聞く」スキルとは異なり、より積極的な態度が求められます。また、参加者間に起こる相乗効果は、発言と発言をつなぐことによって生まれ始めるのです。

「聴く」と「聞く」

　参加者の最も重要なスキルは「聴く」であり、それは「傾聴」という姿勢に該当します。**傾聴 (listen) とは、言葉の奥にある相手の気持ちにまで耳を傾けるという能動的な意味を持っています。**一方で「聞く (hear)」は、相手の話をそのまま受け止める受動的な行為です。たとえば、〈司会者編〉「14 発言と発言をつなぐスキル」(p.34) は発言を「要約」し「確認する」こと、すなわち「聞く」ことから始まります。

　東畑[1] は、「『聞く』は語られていることを言葉どおりに受け止めること、『聴く』は語られていることの裏にある気持ちに触れること」と整理しています。

　傾聴は**非言語的コミュニケーションを使う**ことから始めます。たとえば相手の目を見て聴く、うなずく、相づちをうつ、メモを取るなどの**肯定的な反応を返す**ようにします。一般的に、相手に届く情報のうち、言語情報 (verbal) は 7％に過ぎず、表情などの視覚情報

（visual）が55％、口調などの聴覚情報（vocal）が38％を占めると言われています。「聴くことは誰でもできる」と過信せず肯定的な反応を繰り返すようにすることで、カンファレンスは安心して発言できる場になると思います。

発言と発言をつなげる

　参加者はそれぞれがバラバラに発言するのではなく、**互いの発言をつなげ、噛み合わせることで相乗効果を引き起こす**よう努力します。相乗効果の創出は主に司会者の役割ですが、参加者側からもアプローチが可能です。

　また、相乗効果は早めに起こしたほうが豊かな議論ができるため、**参加者は早い段階から意図的に話と話をつなげるようにします。**たとえば、「Aさんの〇〇については、私も同様の考えを持っています。もう少し付け加えるなら、△△の視点が加われば選択肢が増えると思います」のように発言します。

　ただし、異なる意見を発言したい場合は、相手の意見の賛成できる点をしっかり伝えたうえで相違点を伝えます。多職種が参加するカンファレンスでは、参加者はその職種や組織を代表しているため、職種ごとに大切にしている価値判断や組織の役割、限界などを伝えることで理解を求めます。

▶ 引用・参考文献

1）東畑開人：聞く技術聞いてもらう技術, ちくま新書, p8, 2022.

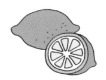

24 主張と根拠を組み合わせて発言する

カンファレンスや会議で、何が言いたいのかわからない発言を聞くのは誰にとってもつらいものです。そうならないよう短い時間で簡潔明瞭に発言しましょう。その際、**参加者に求められるのは「主張と根拠を組み合わせて発言する」スキル**です。そして複数の意見がある場合には**内容を区切って発言**します。

主張と根拠を組み合わせて発言する

発言の基本は主張（結論）と根拠（理由）を組み合わせることです。その主張（結論）が妥当なものである、あるいは判断基準になっていることを示すためには、根拠（理由・事実・データ）の提示が必要で、そのための下準備も欠かせません。これらは常に求められるわけではありませんが、少なくとも本人の意思決定場面（たとえば「退院後の住まいの決定」など）では、心がけたいものです。

論理的な議論は、相手の主張を正しく理解することから始まります。主張と主張を重ね、ぶつけ合うといった相乗効果起こすための前提でもあります。その際、もしわからない用語などがあった場合は、恥ずかしがらずにその都度確認しましょう。「意味がわからないのは自分だけだ」と思ってしまうと質問することに気が引けてしまい、モヤモヤした気持ちのままカンファレンスが進んでしまいます。**自分がわからないことは本人・家族もきっと理解できていないで**しょう。この認識はカンファレンスを円滑に進めるうえで大切なことです。

また、主張と根拠を組み合わせる際に注意することとして、①**主張と根拠の関係が飛躍していないか**、②**主張と根拠の因果関係があるか**、③**妥当性のある根拠に基づいて発言しているか**（思い込み、偏見や先入観が混在していないか）を確認します。

複数の意見がある場合は内容を区切る

　一回の発言で、あれもこれも内容を詰め込めすぎないようにしましょう。**複数の事柄を話したいときは内容を整理し、区切って話します**。たとえば「言いたいことは2点あります。一つ目は……、二つ目は……」といったように、あらかじめ伝えたい事項が何点あるのかを前置きすると、参加者は見通しをもって聞くことができます。

　その際に大切なのは**発言を短くすること**です。話が長くなるにつれて論旨がねじれてしまったり、主張と根拠の関係がわかりにくくなりがちです。また、時間を気にして早口になってしまうと内容が適切に伝わりません。**聞き手が話の内容を理解しやすい発言速度は、1分間に300文字前後のペース**だと言われており、これはちょうどNHKのアナウンサーがニュースを読むスピードと同じです。

　これらに注意して伝えたい事項を整理することで、内容が焦点化され磨かれた発言となり、聞き手にもインパクトを与えることができます。

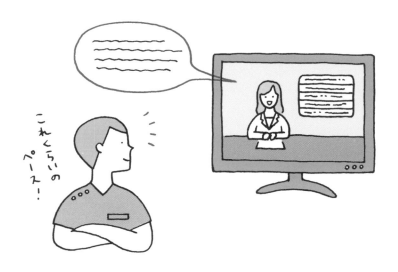

25 摩擦や緊張を起こさずに反論するスキル

　　反対したり異なる意見を言うことによって、参加者間で摩擦や緊張を起こしてしまうのではと思うと、つい発言を控えてしまいがちです。しかし**反論はあくまで相手の意見に対して言い返しを行うことであり、相手の意見を否定したり論破することではありません。**「あなたの意見とはここが違う」ということを丁寧に伝えればよいのです。**論破は人間関係に禍根を残すこともあるため、カンファレンスでは避けたいものです。**

　　「異なる意見」は深い議論への入り口です。前項「24 主張と根拠を組み合わせて発言する」(p.58) でも述べましたが、**カンファレンスの中で展開されるぶつかり合いは知的活動を深化させ、新しい知見を獲得するチャンスでもあるのです。**反論を受ける側にとっては、自説を正しく理解してもらおうと解説を加えたり、不足している点に気付いたりします。また反論する側は、異なる知見を述べるにあたり他者の視点を多面的に考え、自説と異なる点を整理することで論点や考察を深めることができます。このように、**豊かなカンファレンスを展開するためには反論をうまく活用したいものです。**

　　以下に、相手を不快にさせないで反論するために必要なスキルを、コミュニケーションの基本である「何を」「どのように」伝えるかに沿って考えてみます。

「何を」──異なる点を明確にする

　　まず、相手の意見の同意できる点・賛成できる点をしっかり伝えます。これをスキップしてしまうと相手に「否定された」というネガティブな感情が植え付けられてしまい、後に続く話を聞いてもらえません。**同意できるところを明確にしたうえで異なる点を伝えることが大切す。**たとえば「Aさんが発言された○○には賛成です。しか

し、△△については患者さんにとっては難しいのではないかと思います。そう考える理由は××です」と、理由を添えて説明します。可能であれば**代替案を提示することで議論も一歩前へと進みます。**

　カンファレンスは発言と発言の相互作用によって進行していきますが、反論 → 否定 → 対立の方向へ発展すると、マイナスのスパイラルに入ってしまいます。このような状態になると参加者が話すことをやめてしまいカンファレンスは停滞します。

　対立が生じたときには、他の参加者がフォローをしてカンファレンスを立て直すことも可能です。たとえば「AさんとBさんの話は○○については一致していますが、△△については異なっているので、この点について補足説明をしてください」「双方の意見ともに大変興味深いです。異なる点について私は□□のように考えます」と整理することで、お互いの意見を昇華させることができます。

「どのように」──言い方で印象は変わる

　言い方によって人の評価は変わるものです。反論するときにはつい感情的になってしまい、**ネガティブワードである「〜すべきです」「〜に決まっています」「絶対に〜です」**を使ってしまいがちです。これらは自身の価値判断を押し付けるものであり、議論で用いるには望ましくない言葉です。

　もし相手がネガティブワードを発しても、機転を利かせてマイナスのスパイラルを回避できます。たとえば「Aさんは『〜に決まっています』と断定するほどこの支援策に思い入れが強いようです」と添えるだけで場がなごみます。その後、相手と意見が異なるところを素直に伝えれば、相手に不快な思いをさせないでしょう。

　東畑[1]は、異論を唱える場合は「〜と思うんだけど、どう思う？」と最後を疑問形にするとよい、さらに**「相手を傷つけないような言葉を探すこと自体が、相手の心を考えていることを意味している」**と述べています。上手く伝えられなくても、言葉を選びながら慎重に反対意見を言っている姿は相手に伝わります。

▶ **引用・参考文献**

1）東畑開人：聞く技術聞いてもらう技術，ちくま新書，p40，2022.

26 本人と家族の意思が異なる場合の対応

　本人と家族の意思が異なることはよくあります。カンファレンス中に対立が起こるような事態は避けたいので、事前に両者の意思を確認しておきます。特に本人の意思決定能力が低下している場合は、**チームで本人の意思を確認（推定）したうえでカンファレンスに参加**します。

本人の意思決定を優先させる

　〈基本編〉「05　本人や家族と専門職の価値判断が異なる場合」(p.10) で紹介した「イギリス意思決定能力法：MCA2005」では、「すべての人には意思決定能力がある」という前提で、「意思決定能力の推定の原則」に従い、判断能力が不十分な状態であったとしても支援などを受けたうえで自己決定できる制度設計になっています。つまり、「本人を決定の中心に置く」を原則にしているのです。

　わが国においては、Column「地域包括ケアシステムの『植木鉢』図の進化」(p.33) でも紹介したように、地域包括ケアシステム研究会によって意思決定のあり方が「本人・家族の選択」から「本人の選択」に改められました。ただし、長年連れ添った配偶者・パートナーは本人と一体とするのが現実的です。選択を行う主体から外してしまった家族とは、子どもや孫世代を意味しています。つまり、子どもや孫はチームの一員という位置づけになります。

　本人を意思決定の中心に置くことで、参加者側が客観的にみて合理的か否かで判断するのではなく、**たとえ（参加者側が）不合理と感じても、当事者本人の主観的価値判断に基づいた決定を支える**ことになります。

推定意思とは

　認知症などにより意思決定能力が低下している場合に、どのような方法で意思を推定するのかをカンファレンスの参加者間で事前に検討します。

　推定意思を確認できる場面は多くあります。たとえばインフォームドコンセントや入院時カンファレンス、あるいは日常会話などです。これらの場面ごとに散らばっている小さな意思決定をパズルのピースのように集めます。これは**当事者の「物語」を一緒につくることを意味し、ナラティブアプローチとも言われています。**チーム全体で「物語形成能力」が磨かれることで推定意思に近づくことができます。

　「イギリス意思決定能力法：MCA2005」を受けて作成された意思決定支援ガイドラインでは、本人による意思決定が困難な場合の手順を次のように示しています。①家族等が本人の意思を推定できる場合は、その推定意思を尊重、②家族等が本人の意思を推定できない場合、本人にとって何が最善であるのかを話し合う。①②ともに、本人にとって最善の方針を取ることを基本に、家族を含む医療・ケアチームの中で慎重に判断するとしています。

複数の選択肢を提案する

　家族の意思も無視するわけにはいかないため、本人と家族の意思をすり合わせた選択肢をいくつか提案します。その**選択肢にはメリット・デメリット、かかる費用などを追加**します。そのうえで**選択肢の中で、両者の納得が得られるものはないか確認**します。もし、納得が得られない場合は、別日に改めて検討します。この間、本人や家族は気持ちが**揺らぎ迷いながらも徐々に意向を固めていきます。**時間は人に冷静な判断をもたらすものです。

▶ 引用・参考文献

1) 田中滋：Interview 私のVisionと経営戦略 医療介護総合確保促進のポイントは "マネジメントできる人材" の育成, Visionと戦略, 13(6), p1-4, 2016.

27 本人や家族が参加するカンファレンスの留意点

　入退院時などに本人・家族が参加するカンファレンスが増えてきました。そこでの主役が本人であることは好ましいのですが、当人にとっては多くの専門職が並んでいる姿を見るだけで、緊張してしまうものです。そこで参加者は、本人が安心して発言できる場づくりや、本人のプラス面に着目した発言をしてサポートします。

安心できる場づくり

　本人が参加するカンファレンスは、その人の人生（生活）の意思決定の場であり、主役が安心して発言できる場づくりをするのは参加者の責務です。たとえば**お互いの顔が見えるような机と椅子の配置を考え、席順を決めるときには立場による序列を意識させないように**工夫します。

　また、カンファレンスの流れを説明し、**発言してもらいたいことを伝えてあらかじめ準備をしてもらう**のもよいでしょう。**本人と家族で意見が異なる場合は家族間で意見を集約する必要はなく、複数の意見をそのまま述べてもよいこと**を伝え、安心して参加してもらいます。

ネガティブワードは使わない

　専門職は問題解決型思考®が身についていることから、原因を追及しがちです。唯一の答えを求める場合はこのような思考方法でうまくいきますが、**利用者の生活支援には正解というものがない**ことから、この方法は馴染みません。

　たとえば、「なぜ○○ができないのでしょうか」のように、問題点を探ろうとする発言はネガティブワードです。しかしこれを「**どのようにしたら○○ができますか？**」と疑問形にすれば、一緒に考え

◉問題解決型思考
次の①〜④の思考パターンで問題解決すること。①問題を抽出して共有する、②原因や要因を整理・分析する、③解決策を立案する、④意思決定をする。

ようとしていることが伝わります。

プラス面に着目した発言でサポート

緊張などから本人や家族がうまく発言できない場合、まずは**慣れないカンファレンスに参加してくれたことに感謝の気持ちを伝えます**。そして、**日頃からコミュニケーションを交わしている看護師など**が必要に応じて代弁をします。

その際に留意したいのは、本人のプラス面に着目した発言を心がけることです。前述したように、ついマイナス面（できないところ、不自由なところ）から発言をしてしまいがちですが、できるだけ**本人のプラス面（残存能力や潜在能力）に視点を据えて意見や提案を行います**。

たとえば、「左片麻痺と筋力低下があるため、転倒が起こりやすく、トイレ移動は車いすで行った方が安全です」ではなく、「左片麻痺や筋力低下はありますが、右上下肢の筋力は維持され、4点杖を使用すればバランスよく歩行できるので、トイレ移動は杖歩行で対応できると思います」といった具合です。

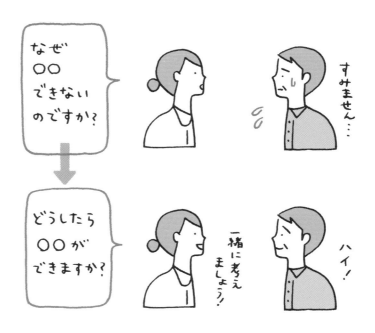

28 自分の意見が否定されたと感じた場合の対応

あからさまに相手から「その意見には反対です」などと言われると、自分自身が全否定されたような気持ちになり、カチンときて感情的に反論してしまう人も多いのではないでしょうか。カチンときたときの感情の押さえ方と対応は、①とっさに反応しない（すぐに言い返さない）で怒りを鎮める、②マイナスの感情からプラスの感情に転じさせる、③ディフェンス力で対応する、です。

とっさに反応しないで怒りを鎮める

自分の意見が反論されると「否定された」と思い、さらに反論したくなります。「怒り」は喜怒哀楽のある人間にとって排除できない感情のためゼロにはできませんが、つい不用意な言葉を発したり、不愉快な態度を見せてしまうとチームの雰囲気が悪くなります。

アンガーマネジメント（怒りの感情に正しく対処する方法）の観点からも、感情的にすぐ反応するのではなく怒りをうまくコントロールして対応すれば、人間関係のこじれには発展しません。その方法として**「時間を稼いで怒りを鎮める」**ことをおすすめします。"時間"といってもほんの数秒ですが、この間がお互いの自制心を呼び戻し冷静にさせます。具体的には、自分を落ち着かせるために「ここは冷静になろう」「怒っても何の得にもならない」と心の中で言い聞かせたり、「今のこの言葉をメモしておこう」と記録するなど、**状況を客観視すること**も怒りを鎮めるには有効的です。

マイナスの感情をプラスに転じさせる

怒りのようなマイナスの感情を完全には排除することは難しいですが、**怒りの感情を持ったまま行動することは避けなければなりません。**先述したように、うまく怒りを鎮めるための時間を稼ぐこと

ができたら、次は**意見に優劣をつけたり対立するのは無意味である**ことを意識します。カンファレンスの目的は、豊かな議論をすることであり、白か黒か、正解か不正解か、どちらが優れているか否かなどの基準を設けることではありません。このようなマイナスの感情を持ち続けても誰の利益にもならず、チームの雰囲気も険悪になるばかりです。

安藤[1]は、「その怒りは損か、得か」「ここで怒ることに大きな意味はあるのか」という冷静な視点が必要とし、**怒りというマイナスの感情を目的達成というプラスに活かす**ことが重要と指摘しています。つまり、ここで**ネガティブな感情を持つことが当事者本人のためになるのか**、という視点に立ち返ることが必要なのです。

一人の参加者として意見に白黒をつけたり、対立することが目的ではないことを伝え、自分の意見をはっきり伝えます。**自分の意見を主張することと、相手の意見を聴くことを両立**させ、決して攻撃的にはならずに、率直に伝えればいいと思います。怒りに振り回されることなく、お互いに本人のためになることを議論したいという気持ちは一致しているものと思います。

ディフェンス力で対応する

正式な定義はありませんが、ディフェンス力とは一般的には**自分の発言を守る（防御する、弁明する）**ことです。発言に誤解がある場合は、「そのような意味ではありません」と説明したうえで、補足説明をして理解を求めます。説明不足を指摘された場合は「（素直に）ご指摘ありがとうございました。〇〇について再度説明させていただきます」と自分の発言をわかりやすく説明します。

また、曖昧でわかりにくい指摘に対しては、「今のご指摘はどこが問題ですか？ 理解できなかったので、具体的に指摘してください」「ご参考までにどのように対応すべきかご示唆をいただけるとありがたいです」と**へりくだった逆質問もときには有効**です。ただし相手が嫌がることもあるので注意が必要です。

▶ 引用・参考文献
1) 安藤俊介：アンガーマネジメント入門, 朝日文庫, p32, 2016.

29 同じような発言が続いた場合の対応

「同じような発言」が続くとカンファレンスに動きがなくなり、自由闊達さが失われてしまいます。〈基本編〉「03 カンファレンスを中立に運営する」(p.6) で紹介したように、発言が偏った場合には司会者が軌道修正することを推奨しますが、類似発言の連鎖を食い止めることは参加者側でも可能です。

付け足して新しい発言に仕立てる

そのようなときは、無理に異なる意見を考えるのではなく**他者の発言に付け足しをして新たな発言に仕立てる**ことをおすすめします。これは「力の貸し借り」をする行為と重なります。

「力の貸し借り」については、〈司会者編〉「14 発言と発言をつなげるスキル」(p.34) で説明していますが、これは**相手の発言にヒントを得たら、それに自分の発言に重ね、自身の話の道筋を完成させる方法**です。このように発言を通して「力の貸し借り」が起こると、他の人と話がつながっていきます。日常の業務でも、お互いに「力の貸し借り」を行い協力し合わなければ業務が遂行できません。同じことがカンファレンスにも当てはまります。そして普段の仕事と同様に、「○○さんの発言にヒントを得てこの発言を思いつきました」と、相手に感謝の言葉を添えることも忘れないようにしましょう。

タコつぼ化から軌道修正を図る

一般的に日本人は内向き思考が強く、事なかれ主義に陥りやすいために、「タコつぼ化現象」が生じやすい傾向があります。「**タコつぼ化現象**」とは自分の殻に閉じこもり他の人や部門の人に関心がなくなってしまうことで、「**縦割り現象**」や「**セクショナリズム**」◉に近いものです。

◉**セクショナリズム**
組織内のある部門が既得権や利害にこだわり、外部からの干渉を排除しようとすること。

カンファレンスでは、ある方向に収束しかけている議論に対して「異なる意見を言って逆戻りさせるのはいかがなものか」と考えてしまったり、予定調和的で無難な結論に着地したいという思いから、**軌道修正を図ることに及び腰になる状態**がそれにあたります。タコつぼ的思考で物事を考えると、**一つの策について深く検討することはできても、それがいったいどのような意味を持っているのかが見えにくくなる**場合があります。こうした思考に陥ってしまうと互いの相乗効果が発揮できにくくなります。

そんなときは参加者の誰かが軌道修正を図り、マイナスのスパイラルを断ち切るような関連質問をします。たとえば「○○の支援策については私も同じ考えです。この策を進めるうえで最も注意しなければならない点や工夫点を教えてください」「○○の支援策を実施しないことで起こりうることや不利益はありますか？」などです。

このように、議論のタコつぼ化状態を打ち破る質問をすることで、**固まりそうな意見に揺らぎを与え、参加者の新たな気づきを引き出し軌道修正を図ります**。これらは反論ではないので、疑問形や肯定形の質問という形の発言になります。

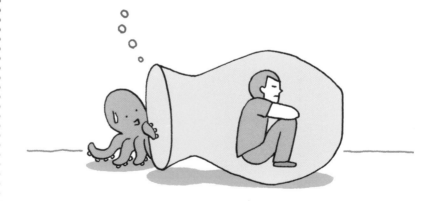

参加者編

カンファレンスの効果の確認と振り返り

　事例検討●とは異なり、カンファレンスは「本人のためにこれからどうするかという作戦会議」という性格が強いため、振り返る機会は多くありません。しかし振り返り（リフレクションやフィードバック）によって**内省や気づきを共有化し、改善点や修正を重ねること**で、チームを成長させる原動力につながります。

カンファレンスの効果

　上原ら[1]は、参加者の満足度を指標にしたカンファレンスの効果として次の4因子を抽出しました。①支援に必要な情報の確認と共有（事例のイメージの再構成、ニーズの明確化、生活変化のイメージの共有、支援目標・計画の合意など）、②ケアカンファレンスの技術の習得、③相互理解による連携の具体化と地域課題の発見、④支援の原則と価値観の共有（他の事例にも応用可能な支援の共通認識、必要な価値観）。

　また、鷹野[2]はカンファレンスの機能として次の2点を挙げています。①**協調関係 (cooperation)** を保ちつつ意思決定を行う、②成員間のコミュニケーションを促進する、です。さらにカンファレンスの主要な目的は、情報交換・課題解決・情緒の安定であるとし、成員が感情を吐露したり話すことによって**浄化作用 (catharsis)** が機能し、情緒の安定が得られる効果が期待できます。

　筆者[3]は、文献レビューを通してカンファレンスの効果を次の4点にまとめました。①事例理解の深化、②利用者（患者）と家族の生活課題、目標が共有化され役割分担することで、生活を組み立てたり効果的なサービスを提供する、③チームワークが促進されて一人ひとりが持っている力が発揮される（相乗効果）、④それぞれの機関、専門職の役割の強み・弱み・限界を理解することで相手の立場を理解し、思いやる気持ちが芽生え、連携しようとする態度が芽生える、⑤

● 事例検討
事後的に振り返ることで、支援策の妥当性や課題を検討すること。意見交換による気づきの深化を目的にしている場合が多い。スーパーバイザーを立てて、対人関係のトレーニングの一環として行われることもある。

その結果、参加者の満足感が得られる、です。

　以上のように、カンファレンスでは本人の課題解決や支援策の検討だけでなく、**多職種連携を促進し、参加者の満足度を高める**という効果が確認できます。

振り返りの方法

　カンファレンスの振り返り方法は自己評価・他者評価などいくつかありますが、本書では多職種参加型の振り返り方法について考えます。また、多忙な現場では振り返り時間を確保することが困難なため、カンファレンスの終了後に5～10分でできる振り返り方法を紹介します。

　まず留意すべきことは次の3点です。①**中立的に運営する進行係を決める**、②**批判をしない**、③**多くの参加者からのフィードバックを受ける**。とくに②は「振り返りが楽しい」「勉強になる」といった肯定的な感情を持ってもらうためにも心がけたいものです。

　次に**役割（司会者・記録者・参加者）ごとに、自己評価を交えながら他者評価を加えます**。これは難しく考える必要はなく、気になった点にフォーカスするなどチームで運営方法を検討することが現実的です。また前項の「23 傾聴し発言と発言をつなげるスキル」(p.56)、次項「24 主張と根拠を組み合わせて発言する」(p.58) などの視点で、他の参加者からフィードバックを受けることもできます。

　自分ではできていないと思っていたことが意外にも他者に伝わっていた、あるいはその逆もあったりなど、多くの気づきが得られます。この**気づきをチームで共有し、改善と修正を加える**ようにすれば、スキルは磨かれていきます。

　このようにカンファレンスを通して「参加者から学ぶ」という謙虚な姿勢がチームにとっても重要です。

▶ 引用・参考文献

1) 上原久・野中猛：ケアマネジメントにおけるケアカンファレンスの効果，日本福祉大学社会福祉論集 第116, p53-62, 2007.
2) 鷹野和美：チームケア論 医療と福祉の統合的サービスを目指して，ぱる出版, p15, 2008.
3) 篠田道子：多職種連携を高めるチームマネジメントの知識とスキル，医学書院, p15-21, 2011.

参加者編

Chapter IV
記録編

31 カンファレンスの記録のまとめ方

記録にはメモが必要

　カンファレンスや会議で、速記者のように発言内容のすべてを書き留めようとしている人を見かけますが、**書くことに集中するあまり、議論の経過が理解できていないのではないか**と心配になります。カンファレンス中にとる**メモは思考の整理のために行う**もので、その場でまとまった文章を作成する必要はありません。書くことに集中してしまうと参加者としての発言が少なくなってしまいます。ホワイトボードなどがあれば、**司会者がキーワードを書き留めること**で、**参加者間でそれらを共有**できます。

　メモをとる際には、相手の話を聞きながら「なぜそのような考えになったのか」などと、話を深掘りしながらそれをメモの内容に落とし込むことでより脳にインプットされるため、**気になるところが増えて質問したいことも明確**になります。

　こうしたことを意識しながら、重要なことはメモに残すようにしましょう。そして**なるべく早い段階でパソコンなどに入力し保存する**ことをおすすめします。これはメモの紛失を防ぐとともに、その後に行う文章作成の加筆・修正作業を容易にするためです。「頭の中に叩き込んだからメモは必要ない」と、そのときは思うかもしれませんが、人間の記憶は曖昧なもので、間が空くとすぐに内容が消え去ってしまい、何を議論したのか思い出せず困った経験は誰でもあると思います。

　ただし、**デリケートな個人情報や本音などを伝える場合は、メモに頼らず口頭でやりを取りするほうがよい**でしょう。

メモから記録へ

　キーワードレベルのメモは、**参加者ごとに主張（結論）＋理由（根拠）の形で整理**します。発言内容が主張だけで理由がなかったり、論理に飛躍がある場合は、そのままにせず発言者に確認します。**記録は正確性が重要です。曖昧なままにしない**ようにしましょう。

　次に、もし似たような意見があれば関係性をつかみながらまとめて括ったり、順序を変えるといった整理を行います。ただし話の流れや見る立場によって意味が変わることを意識し、**どのような文脈での発言なのかを理解できるように文章を整えます。このような作業を続けることによって、物事を論理的に考えられる**ようになります。

　この段階からはパソコンでの作業が効率的です。**ざっと書いたらその場で読み返しましょう。**冷静になって読んでみると、**文章のねじれや飛躍、"てにをは"**◉**の乱れ**などに気づくことが多くあります。

　文章の加筆・修正作業は隙間時間を活用します。プリントアウトした文章を休憩時間や通勤時間を使ってブラッシュアップします。**パソコンの画面では全体を俯瞰しにくいため、紙に印刷して確認するほうが作業を早く進められます。**こうした作業の中で難しいのは「**文章を捨てる**」ことです。せっかく書いた文章を削除したり省略したりするのはもったいないという気持ちになりますが、**読みやすくわかりやすい記録**を書くためには、「捨てる」作業が必要なのです。

　余計な部分が残っていると、文章の展開において論理のねじれが生じ、わかりにくくなりがちです。加筆・修正作業をしながら、**ある部分を捨てるか否か迷った場合は、とりあえず捨ててみる**ことをおすすめします。私の場合、とりあえず捨てた文章を後から使うことはほとんどありません。

　また、Word®で作成した文章は、「音声読み上げ」機能を使うと、選択した文章を人工音声で自動的に読み上げてくれるので、記録のチェックに便利です。

◉ **"てにをは"**
日本語の助詞の総称。

記録編

ホワイトボードの
活用方法

ホワイトボードは個人の「知」から、
チームの「知」をつくり上げる

　ホワイトボードはカンファレンスの進行を映し出す**ナビゲーションシステム**です。また、参加者の発言内容を記すことで「(あなたの意見を)**受け止めた**」というメッセージにもなります。ただし、スペースが限られていることから、発言内容は文章ではなくキーワードや短いフレーズで表現します。

　ホワイトボードを活用するメリットは次の3点です。①**発言のモレ・ズレ・ダブリの有無を確認できる**：多くの発言をすべて記憶することは困難で、かつ人によって捉え方はさまざまです。発言をホワイトボードで確認することで、発言のモレ・ズレ・ダブリが確認できます。②**議論を空中分解させることなく焦点化できる**：ホワイトボードというツールを使うことで、飛び交う議論を"地上に下ろす"ことができます。これによりチームの視線がホワイトボードに集まり議論が焦点化し、参加者の一体感を高める効果が期待できます。③**関係性を確認できる**：意見の重なりや異なっているところを図表やフレームワークで示すことで、関係性を見える化できます。このように、多職種が参加するカンファレンスは、ホワイトボードを活用することで、個人の「知」から、チームの「知」をつくり上げることができます。

ホワイトボードの使い方

　ホワイトボードの使い方に決まったルールはありませんが、文字・フレームワーク・矢印・図表を組み合わせて、議論を描きます。**フレームワークは「考えるための枠組み」**であり、混沌とした状態を

「分けて考える」「一段上から見る」ことができます。つまり「分けて**考えると理解ができる**」を目指すのです。フレームワークにはいろいろな種類がありますが、本人や家族が参加するカンファレンスではわかりやすく描くことが求められているため、シンプルなものが適しています。次項以降では、代表的なフレームワークである ①「ロジックツリー図」(p.82)、②「サークル図」(p.83)、③「マトリクス図」(p.84)を紹介します。

矢印を用いて関係性を整理

　矢印は意見の関係づけに欠かせないツールです。以下のように3種類の矢印を使って関係性を整理するとわかりやすいです。①**因果関係**：「原因とそれによって生じる結果との関係」(広辞苑、第6版)、つまりAが原因となって起こった結果がBとなるという原因と結果の関係性を示す (A→B)。②**相関関係**：「一方が他方との関係を離れては意味をなさないようなものの関係」(広辞苑、第6版)、つまりAとBとの間に何らかの関係性が認められる (A⇄B)。③**対立関係**：AとBは相容れない関係 (A↔B)。

　また、矢印の種類 (斜め・曲がり・白抜き・ブロック) や線の種類 (実線・破線・点線) で**メリハリをつけたり、太さで関係の強弱を示す**ことで認識しやすくなります (図)。ただし矢印はあくまで補助的な役割を担うもので、**目立ってしまうと反対にわかりづらくなってしまいます。**

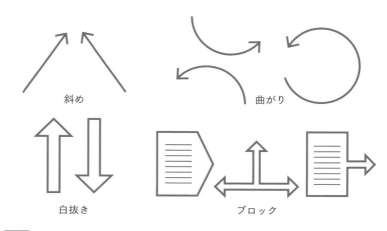

斜め　　　曲がり

白抜き　　ブロック

図 矢印の種類

33 議論の描き方

　堀[1]は、議論を見える化する技法を「**ファシリテーション・グラフィック**」®と呼び、ファシリテーターの中核的なスキルと位置づけています。ファシリテーション・グラフィックは多岐にわたり、書き方に原則はありません。ここでは、**カンファレンスの議論を見える化する**、つまり「議論の描き方」のスキルとして、**①発言と発言をつなぎ構造化する方法、②結論の描き方**の一例を紹介します。これらの方法は、ホワイトボード、パソコン、メモでも利用可能で、司会者だけでなく参加者の思考の整理にも役立ちます。あまり深く考えることなく、まずは描いてみることが大切です。

発言と発言をつなぎ構造化する

　〈司会者編〉「**14 発言と発言をつなげるスキル**」(p.34) では、①発言を「要約」し「確認する」、②「つなげて」「広げる」、③「かみ合わせて」「相乗効果を起こす」スキルを紹介しています。これらは連続したもので構造化スキルとなります。

　つなぐ前提条件として、〈例〉に示すように、①「要約」し（短い文にする、キーワード化する）、参加者に「確認」します。その際、参加者の生の声を活かすようにし、抽象化しすぎないようにします。

　〈例〉「Aさんの病棟内リハビリテーションの進捗状況を報告します。<u>トイレ歩行を一日数回実施</u>していますが、軽い疲労感を訴えています。退院後は<u>主婦としての役割復帰</u>を希望しています。具体的には<u>スーパーマーケットで買い物がしたい</u>そうです」

　複数の内容が含まれている場合は箇条書きに整えます。それか

● **ファシリテーション・グラフィック**
議論を構造化していくうえで有用な視覚表現の技法。ファシリテーターである司会者がホワイトボードなどを用い、議論の進行に合わせて次項 (p.82) 以降で紹介するフレームワークを作成する。技法の詳しい解説は、堀公俊・加藤彰著『ファシリテーション・グラフィック―議論を「見える化」する技法』（日本経済新聞出版社）を参照されたい。

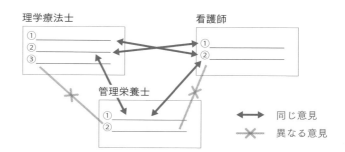

理学療法士　看護師
①_____　①_____
②_____　②_____
③_____

管理栄養士
①_____
②_____

←→　同じ意見
―×―　異なる意見

図1　発言をつなげる・広げる

ら②「つなげて」「広げる」に移りますが、その際、**同じような文・キーワード、逆に異なる文・キーワードをつなぎ、グループ化**します（図1）。

　さらに、③「かみ合わせて」「相乗効果を起こす」では、あるつながりが浮かび上がったり、新たなヒントや発見に気づくことがあります。その場合、**グループ同士を矢印で結び付けたり、マーカーで色分けする**などメリハリをつけて全体を俯瞰できるようにします。

結論の描き方

　結論を描く方法は複数ありますが、ここでは①**時系列に描く方法**（図2）、②**優先順位別に描く方法**（図3）を紹介します。

　時系列に描く場合、「現在」を分岐点にして「これまで」と「これから」の対策について矢印を使って表示します。その際、矢印の種類（実線・破線）、太さ、色を工夫すると**メリハリがつき見やすく**なります。

　優先順位別に描く場合、図3のように、縦軸（優先順位が高い）と横軸（時間：直近・少し時間が経過したとき・中長期）を設定するとわかりやすくなります。優先順位は時間と連動しますが、いつ行うのかが曖昧になりやすいため、直近（すぐに実施する）、少し時間が経過したとき（ケースによって時間の設定は異なります）、中長期（半年から1年くらい）を目途にします。

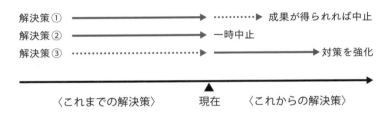

図2 結論の描き方（時系列）

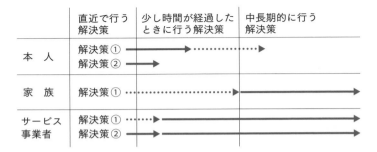

図3 結論の描き方（優先順位別）[1]

▶ **引用・参考文献**

1）堀公俊：ファシリテーション・グラフィック―議論を「見える化」する技法，日本経済新聞出版社，p2, 2006.

memo

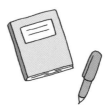

34 フレームワークの使い方 ①
──ロジックツリー図、サークル図

フレームワーク (framework) を直訳すると「枠組み」という意味です。医療・福祉分野では、**スウォット (SWOT)**◉、**バランスト・スコアカード (BSC)**◉、**フローチャート**◉などが使われています。フレームワークの役割は、思考を整理する、問題解決を導く、戦略を立案する、手順を見える化する、アイディアを練るなど多岐にわたります。

カンファレンスでもフレームワークを活用しますが、最初にフレームワークを示して話し合うと、それに沿った発言に限られ、漏れてしまう意見も出てきてしまいます。**自由闊達な議論を展開するためには、意見を整理したり解決策を検討する際にフレームワークを使うことをおすすめします。**

本書では、使用頻度が高く、わかりやすくて短時間に書けるフレームワークとして、①ロジックツリー図、②サークル図、③マトリクス図（次項）について解説します。

意見を階層化して整理するロジックツリー図

ロジックツリー（＝樹形図）は、物事を整理していく方法です。**樹木が幹から枝分かれしていくように、ある意見や問題を階層的に整理**します。図1のように、結果から要因をブレイクダウンするときに使

◉ **スウォット**
自施設の内部要因の強み：Strengths、内部要因の弱み：Weaknesses、外部要因の機会：Opportunities、外部要因の脅威：Threatsを分析し、これらを組み合わせて戦略を検討するもの。

◉ **バランスト・スコアカード**
企業や施設の業績を財務、顧客、業務プロセス、学習と成長の視点から評価を行うことで、バランスのとれた評価を見える化すること。

◉ **フローチャート**
業務の要素を時間軸で整理するもの。手順図または流れ図とも呼ぶ。

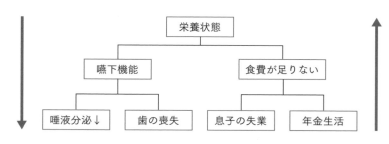

図1 ロジックツリー図の例

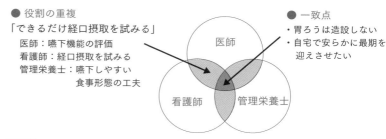

図2 サークル図の例（交差）

いますが、逆に要因から結果にアップする場合もあります。

　整理する際は漏れ・ズレ・ダブリがないようにツリーを作成していきます。その際の留意事項は次の３点です。**①項目は３つ程度にまとめるとわかりやすい、②それぞれの項目は同じレベルに整える、③上位の項目は下位の項目を要約したものとなる、**です。

　カンファレンスは本人や家族が参加する場合もあるため、わかりやすくかつ短時間でサッと書きあげたいものです。

重なりで関係性を示すサークル図

　サークル図とは円の重なりの程度で関係性を表すものです。堀[1]は、その重なり具合から**「独立」「交差」「包含」**の３つに分類しています。「独立」は円が全く重ならない、「交差」は重なっている、「包含」は大きい円の中に小さい円が含まれている場合を表しています。

　カンファレンスでは「交差」を用いることが多く、**役割分担や役割の重なり（重複）を見える化**します。図２は、「胃ろうは造設しない。自宅で安らかに最期を迎えさせたい」という一致した目標を中心に位置づけています。さらに目標を達成するため「できるだけ経口摂取を試みる」という支援策が提示され、医師、看護師、管理栄養士の役割分担と重なりが示されています。

　重複している部分は、**「役割解放」**（role release）●を意味しています。**役割解放とは、ある職種の固有の役割を、違う職種が意図的・計画的に行うことで、目標達成を速める効果が期待できます。**

▶ **引用・参考文献**

1) 堀公俊：ファシリテーション・グラフィック―議論を「見える化」する技法，日本経済新聞出版社，p105，2006．

●役割解放
（role release）
たとえば、通所リハビリテーションでは生活リハビリを理学療法士が行うが、場面によっては看護師や介護福祉士が実施すること。

記録編

フレームワークの使い方②
——マトリクス図

マトリクス図は初心者でも比較的簡単に描けるフレームワークで、**縦軸と横軸**の設定を変えれば、いろいろな場面で使える汎用性の高いものです。**意見が多く論点がはっきりしない、優先順位をつけたい場合など**に使うとスッキリとまとめられます。

また、議論を見える化する技法「ファシリテーション・グラフィック」(p.78参照) をナビゲーションシステムとして用いながら、カンファレンスを運営することが求められます。ここではマトリクス図の使い方のほか、司会進行と記録のバランスを取るコツについてもご紹介します。

マトリクス図のポイントは「縦軸」と「横軸」の設定

マトリクス図は使用頻度が高く、さまざまな場面に使える汎用性の高いフレームワークです。2つの軸 (縦軸と横軸) で構成され、軸の設定方法がポイントとなります。**全体を俯瞰でき、論点がスッキリ整理され、意見の違いが浮かび上がるように軸を設定**します。

マトリクス図の代表格は「メリット／デメリット」(図左) です。一般的な会議では複数の対策案が出された場合にどれを選ぶのか選択に迷うため、案ごとに「メリット／デメリット」を列挙し、**メリットが一番大きく、デメリットが一番小さい案を選び取る手段**として使われます。カンファレンスでは複数の支援策を検討する際に使ってみると効果的です。

また、カンファレンスでは本人の支援策を多職種で決定するという目的があります。**支援策の性質を整理する「重要度／緊急度マトリクス」(図中央)** や、優先順位を「効果が大きい／小さい」「簡単にできる／難しい」の2軸で考える**「ペイオフマトリクス」(図右)** を使うことで、多職種の合意形成をサポートします。

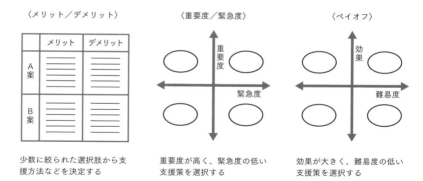

〈メリット／デメリット〉

	メリット	デメリット
A案		
B案		

少数に絞られた選択肢から支援方法などを決定する

〈重要度／緊急度〉

重要度 / 緊急度

重要度が高く、緊急度の低い支援策を選択する

〈ペイオフ〉

効果 / 難易度

効果が大きく、難易度の低い支援策を選択する

図 さまざまなマトリクス図

司会と記録を両立させる方法

　筆者はカンファレンスで司会と記録を兼務することが多いのですが、両者のバランスを取りながら運営することには苦労が多く、これまで試行錯誤を繰り返しながらブラッシュアップをしてきました。現在は、以下のような方法で対応しています。

　まずカンファレンスの立ち上がりでは、意見をたくさん出してもらうため司会者の役割に注力します。記録面では発言をキーワードや短い文に要約するレベルにとどめます。 発言が少ない段階で構造化する必要はありません。

　発言が出揃ったら、キーワードを矢印や線でつないだり、発言内容をまとめるなど議論の輪郭を浮かび上がらせます。ここまで来たら、フレームワークを使って整理する方法に舵を切ります。 これ以降は、議論をかみあわせたり、一致点や相違点を整理するなど結論に向けて記録を完成させます。

　上達するコツは場数を踏むことです。考えすぎずにまずは書いてみましょう。参加者とともに「議論を描く」ことでチームの一体感が醸成され、記録が「個人の知」から「チームの知」になると思います。

索引

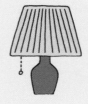

篠田 道子（しのだ・みちこ）

日本福祉大学社会福祉学部教授。博士（社会福祉学）。看護師免許取得後、筑波大学大学院教育研究科リハビリテーションコース修了。筑波大学附属病院、東京都養育院、シルバーサービス会社勤務を経て1999年に日本福祉大学赴任、2008年より現職。主な著書に『チームの連携力を高める カンファレンスの進め方 第2版』（日本看護協会出版会、2015年）、『ナースのための退院支援・調整 院内チームと地域連携のシステムづくり 第2版』（編著、同、2017年）、『改訂 質の高いケアマネジメント』（中央法規出版、2008年）、『高齢者の終末期ケア ケアの質を高める4条件とケアマネジメント・ツール』（編著、同、2010年）、『多職種で支える終末期ケア――医療福祉連携の実践と研究』（同、2018年）、『多職種連携を高めるチームマネジメントの知識とスキル』（医学書院、2011年）などがある。

チームを成長させる
会議・カンファレンス35のスキル

2023年8月20日　第1版第1刷発行　　　　　　　　　　　　　　　　〈検印省略〉

執　　筆──篠田道子
発　　行──株式会社 日本看護協会出版会
　　　　　　〒150-0001 東京都渋谷区神宮前5-8-2
　　　　　　日本看護協会ビル4階
　　　　　　●注文・問合せ/書店窓口 ▶Tel.0436-23-3271 ▶Fax.0436-23-3272
　　　　　　●編集 ▶Tel.03-5319-7171
　　　　　　●ウェブサイト ▶https://www.jnapc.co.jp
イラスト──楠木雪野
編集協力──石川奈々子
デザイン──日本看護協会出版会編集部
印　　刷──株式会社フクイン

●日本看護協会出版会
メールインフォメーション会員募集
新刊、オンライン研修などの最新情報や、好評書籍の
プレゼント情報をいち早くメールでお届けします。